Clinical Case book

임상 케이스북

임성실 · 이명구 지음

군자출판사

Clinical Casebook

임상 케이스북

첫째판 1쇄 인쇄 | 2007년 8월 23일
첫째판 1쇄 발행 | 2007년 8월 30일

지 은 이	임성실 · 이명구
발 행 인	장주연
편 집	권연정
표 지	이지선
발 행 처	군자출판사
등 록	제 4-139호(1991. 6. 24)

본 사	(110-717) 서울특별시 종로구 인의동 112-1 동원회관 BD 3층	
	Tel. (02) 762-9194/5	Fax. (02) 764-0209
대구지점	Tel. (053) 428-2748	Fax. (053) 428-2749
광주지점	Tel. (062) 228-0252	Fax. (062) 228-0251
부산지점	Tel. (051) 893-8989	Fax. (051) 893-8986

www.koonja.co.kr

* 파본은 교환하여 드립니다.
* 검인은 저자와의 합의 하에 생략합니다.

ISBN 978-89-7089-938-1

정가 20,000원

임상 케이스북을 발간하며

시작할 때는 거창한 계획을 갖고 도전하였는데 막상 8개월이라는 시간의 작업을 통해 마련된 결과물을 보니 실수투성이인 것 같아 한없이 부끄러움만 앞섭니다.

그러나 "천리길도 한 걸음부터"라는 옛 격언을 떠올리며 이번에는 "새로운 시도"에 의미를 부여하기로 하고 추후 계속해서 수정 보완하고자 합니다. 미약하나마 의학, 약학 및 간호학을 전공하는 여러 학생들 및 의료인들의 배움에 많은 도움이 되기를 진심으로 소망합니다.

책의 발간 동기는 의학, 약학 및 간호학의 경우, 전공 특성상 배운 지식을 임상에 적용할 수 있는 능력 함양이 매우 중요한데, 현재 한국인을 대상으로 한 완전한 임상 케이스북이 없으며 대부분 외국의 케이스를 정리한 서적에 의존하여 질환의 이해에 대한 지식을 습득하는 실정입니다. 따라서 실제로 한국 환자들의 상황에서 각 질환에 대해 하나의 시나리오와 치료가이드라인을 접함으로써 해당 질환에 대한 완전한 임상지식의 습득을 도모하고자 하였습니다.

책은 총 45개의 임상케이스를 수록하였으며 책의 구성은 크게 3가지로 구성하였습니다. 첫째, 각 질환 별 시나리오를 이해하는데 필요한 다양한 내용들(환자챠트 구성요소에 대한 약어 및 간단한 설명 및 각 질환의 진단 및 치료 해석에 필요한 임상화학수치, 그리고 약어 및 단위구성과 필수 수식들)과 둘째, 각 해당 질환의 시나리오들 제시와 셋째, 각 해당 질환을 이해하는데 필요한 내용들(의학용어 정리 및 현재 약물들에 대한 평가와 치료지침에서 제시하는 표준 가이드라인 제시)로 구성하였습니다. 개인적으로는 더 많은 내용을 세세히 담고 싶었으나 그렇게 되었을 경우 나무를 보느라 산을 완전히 이해 못하는 결과가 나올 것 같아서 될수록 커다란 틀의 제시로 책의 발간 방향을 설정하였습니다.

끝으로 열심히 밤낮으로 연구하시는 충북대학교 약학대학의 모든 교수님들께 감사의 뜻을 표하며, 이 책이 나오기까지 어려운 연구실 여건 속에서도 믿고 따라준 제자들, 한송이, 김훈희, 라윤종 선생님들에게도 고마움을 전합니다.

충북대학교 약학대학 교수

대표저자 **임 성 실**

차 례 Contents

부록 Appendix

질환별 CASE

차 례 Contents

Clinical Case book

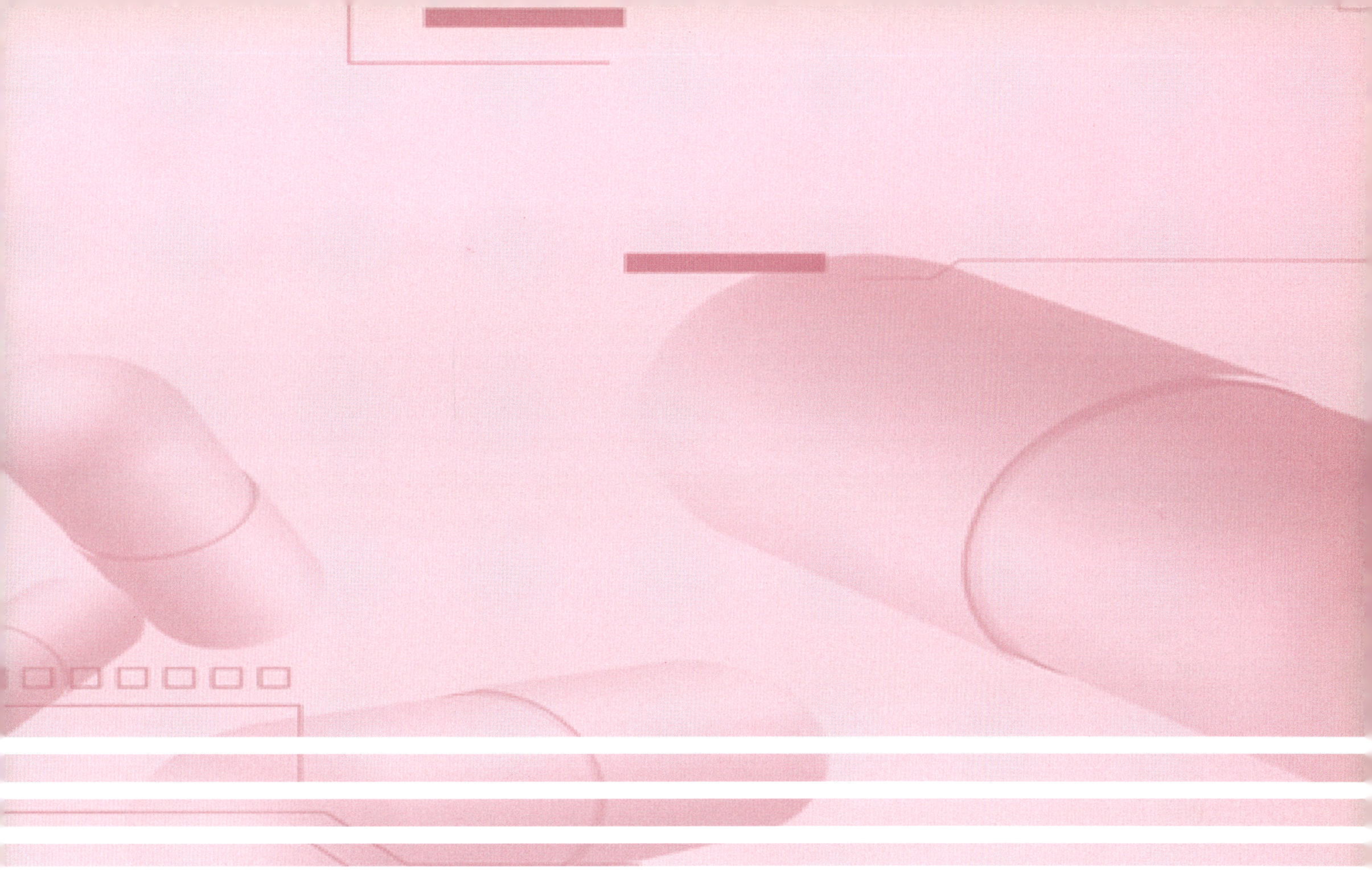

부록 Appendix

– Case 이해를 위한 환자 챠트 설명 –

환자 챠트 구성요소들	영문 약어 풀이	한글 의미 풀이
Case: Diagnosis		진단명
Sex, Age, Height, Weight		성별, 나이, 신장, 체중
Admitting Date		입원일
Chief complain		주요증상(입원 또는 내원목적)
Onset		증상 발현일
Present illness		현재 질환 상태
Past medical history		과거 질환 경력
DM	Diabetes mellitus	당뇨
HTN	Hypertension	고혈압
Tbc	PPD test(Tuberculosis)	투베르클린반응
Hepatitis		
OP	Operation	수술
Adm	Admission	입원일
Current med	Current medication	현재 복용 중인 약물들
Social history		사회력
Smoking		흡연
Drinking		음주
Occupation		직업
Systemic review		전반적인 진단을 위한 의학검사
General weakness		전체적으로 보았을 때의 평가
Easy fatigue		쉽게 피로 느낌
Headache		두통
Dizziness		현기증
Fever		발열
Chill		오한
Cough		기침
Sputum		객담
Rhinorrhea		코흘림
Chest pain		가슴통증
Dyspnea		호흡부전
Abdominal pain		복통
Anorexia		식욕상실
Nausea		오심
Vomiting		구토
Diarrhea		설사
Constipation		변비
Urination		스스로 소변배출 가능성 유무
Defecation		스스로 대변배출 가능성 유무

부 록 Appendix

환자 차트 구성요소들	영문 약어 풀이	한글 의미 풀이
Physical exam		이학적검사
Vital sign	T, HR, RR, BP	활력증후(체온, 심박수, 호흡수, 혈압)
General appearance		전반적인 환자의 모습
Mental state		정신 상태 (의식상태 측정)
Head & ENT	Ear, Nose, and Throat	이비인후과 진찰(귀, 코, 인후)
Chest: BSE	Chest (Breast Self Examination)	가슴(촉진에 의한 유방자가검사)
CBS without rale & wheezing	Clear Breathing Sound	폐기능검사를 위한 폐검사
		(호흡상태가 깨끗한지를 측정: 수포음, 천명 없음)
RHS without murmur	Regular Heart Sounds	심장기능검사(정상적인 심박수 및 심장리듬으로
		특정 심장질환을 의미하는 소리없음)
Abdomen: soft & flat		복부검사: 부드럽고 균등함
		(압박감, 폐색, 종양 등이 만져지지 않음)
T	Tenderness	부드러움(장내가스나 종양의 존재로 인한 폐색 없음)
RT	Rebound Tenderness	눌렀을때 반동있음
B/E	Below-Elbow	손목이하
CVAT	Costo Vertebra Angle Tenderness	척추 및
PTPE	Pretibial Pitting Edema	말초 부종
X-ray		방사선검사(주로 상체방사선촬영)
ECG	Electrocardiogram	심장
Lab		실험실에서 행하는 시료 검사
CBC	Complete Blood Count	혈액검사
Electrolytes		전해질검사
BUN	Blood Urea Nitrogen	혈액내의 요소함량 검사(신장, 간기능 평가)
Cr	Creatinine	크리아티닌 함량 검사(신장기능)
	1) SrCr	1)혈장내의 크리아티닌농도 평가
	2) CrCl	2)SrCr 및 Eqn을 이용한 간접적 신사구체의 가능 검사
OT	sGOT	간효소 수치 평가(간기능 및 심근경색 평가)동의어: AST
	(serum glutamate oxaloacetate transaminase)	
PT	sGPT	간효소 수치 평가
	(serum glutamate pyruvate transaminase)	(간기능 평가) 동의어: ALT
T-bil	Total bilirubin	혈액내의 총 빌리루빈수치(빈혈, 담도, 간기능 평가)
Pro	Protein	혈액내 단백질
Alb	Albumin	알부민
CRP	C-Reactive Protein	염증성 단백질(증가 시 염증의미)
Problem list		증상 및 검사 결과를 근거로 한 환자의 현재 의학적
		문제점 리스트
Assessment & plan		의사에 의한 평가 및 치료계획
Impression		현재 상태 환자의 평가

– 단위환산 –

1 kg = 2.2 lbs	1 yard = 91.44 cm	101 F = 38.3 ℃
1 lb = 0.454 kg	1 mile = 1669.3 m	102 F = 38.9 ℃
50 kg = 110.2 lbs	1 km = 1093.6 yards	102.2 F = 39.0 ℃
70 kg = 154.3 lbs	1 m = 1.093 yards	104.0 F = 40.0 ℃
90 kg = 198.4 lbs	1 m = 3.28 feet	1 Gy (J/kg) = 100 rad
1 oz = 29.57 ml	1 cm = 0.394 inches	1 rad = 1 cGy
1 glass = 8 oz, estimate	Farenheit °F = (1.8×℃)+32	1.2 mg = 1/50 grain
1 teaspoon = 5 ml	Celsius ℃ = (°F-32)/1.8	1 grain = 60 mg
1 tablespoon = 15 ml	Kelvin °K = ℃+273.15	1.0 mmHg = 1.36 cmH_2O
1 inch = 2.54 cm	98.6 F = 37.0 ℃	1 ml = 15 macrodrops
1 foot = 30.48 cm	100 F = 37.8 ℃	1 ml = 60 microdrops

– 처방전 약어 설명 –

ac -	before meals	**QID** -	4×/day	**HS** -	hour of sleep
pc -	after meals	**c̄** -	with	**PO** -	by mouth (oral)
ad lib -	as desired	**s̄** -	without	**NPO** -	nothing by mouth
QD -	once a day	**gtts** -	drops	**PR** -	per rectal
BID -	twice daily	**q 또는 Q** -	every	**prn** -	as needed
TID -	3×/day	**q1h** -	every one hr	**STAT** -	immediately

Creatinine Clearance =

$$\frac{(140\text{-Age}) \times \text{Weight (kg)}}{72 \times \text{serum Creatinine (mg/dL)}} = 90\text{-}120\ \text{ml/min}$$

Serum osmolality =

$$2\text{Na (mEq/L)} + \frac{\text{Blood Glucose (mg/dL)}}{20} + \frac{\text{BUN (mg/dL)}}{3} = 275\text{-}300\ \text{mOsm/L}$$

Fractional Excretion of Sodium =

$$\frac{\text{Urine Na} \times \text{Serum Creatinine}}{\text{Serum Na} \times \text{Urine Creatinine}} \times 100 \leq 2.0$$

부 록 Appendix

– 임상화학 수치들 –

Na^+	134-146 mEq/L
K^+	3.5-5.1 mEq/L
Cl^-	92-109 mEq/L
CO_2	20-30 mEq/L
HCO_3^-	24-31 mEq/L
BUN (blood urea nitrogen)	8-25 mg/dL
Creatinine	0.5-1.5 mg/dL
Glucose	60-110 mg/dL, 3.33-6.10 mmol/L(fasting)
Ca^+	8.0-10.4 mg/dL 2.00-2.60 mmol/L
Ca^{+2} corrected	$(Alb_{nor}-Alb_{pat}) \times 0.8 + Ca_{pat}$
Ca^{+2}, ionized	4.25-5.25 mg/dL 1.05-1.30 mmol/L 45-50% of total Calcium
Albumin	3.5-5.0 mg/dL
Phosphorus	2.6-4.6 mg/dL
Uric Acid	2.4-7.5 mg/dL
Total Bilirubin	0.2-1.5 mg/dL
Direct Bilirubin	0.0-0.3 mg/dL
Alkaline Phosphate	25-115 U/L
sGOT, AST	0-40 U/L
sGPT, ALT	0-40 U/L
LDH (lactate dehydrogenase)	50-240 U/L
CPK (creatine phosphokinase)	M: 5-170 U/L F: 30-135 U/L
CPK MB	< 3-5%
Cholesterol	< 200 mg/dL
LDL Cholesterol	< 130 mg/dL
HDL Cholesterol	> 35-40 mg/dL
Cholesterol: HDL	< 4.5-6.0
Triglycerides	30-135 mg/dL
Amylase	60-180 U/L
Lipase	4-25 U/L
Mg	1.6-3.0 mg/dL 0.70-1.25 mmol/L
GGTP (Gamma(γ)-Glutamyl Transpeptidase)	10-50 U/L
PSA	< 4.0 ng/mL
Acid Phosphate, Total	0-10 U/L
Acid Phosphate, Partial	< 4 U/L
Osmolality	274-296 mOsm/kg, $2(Na^+)+BUN/2.8+Glu/18$
Fe	50-160 μg/dL

– 임상화학 수치들 –

TIBC (total iron binding capacity)	240-425 μg/dL
Fe % saturate	20-55%
Ferritin	30-250 ng/mL
Anion Gap	8-12 mEq/L
Vitamin B_{12}	200-1000 pg/mL
Folate	5-12 ng/mL
Ammonia	< 45 μg/dL
Lactate	4-16 mg/dL
Al	4-10 μg/L
Cu	90-200 μg/dL
Zn	50-150 μg/dL
AFP (alpha fetoprotein)	< 25 ng/mL
CEA (carcinoembryonic antigen)	< 2.5 ng/mL
CEA, Smoker	< 5.0 ng/mL
CA- 15-3	< 20-30 U/mL
CA- 125	< 30 U/mL
VDRL	non-reactive

– Endocrinology : 내분비계 검사 –

T4 RIA	**T3 Uptake**	**Free T4**	**T3**
5.0-12.0 ug/dL	22-36%	0.8-2.2 ng/dL	75-200 ng/dL
TSH	**Aldosterone, supine**	**Aldosterone, upright**	**Calcitonin**
0.3-5.0 uIU/mL	3-12 ng/dL	5-25 ng/dL	< 75 pg/mL
Cortisol	**Gastrin**	**Growth Hormone**	**Pepsinogen**
6-24 ug/dL, AM 2-10 ug/dL, PM	0-200 pg/mL	1-10 ng/mL	25-100 mg/mL

Prolactin	**PTH (parathyroid hormone)**	**BHCG (Beta human chorionic gonadotropin)**						
		non-preg.	**0-2 wk**	**2-4 wk**	**1-2 mo**	**2-3 mo**	**2nd trim**	**3rd trim**
M, 0-15 ng/mL F, 0-20 ng/mL	10-60 pg/mL	< 5 mIU/mL	0-250 mIU/mL	100-5,000 mIU/mL	4,000-200,000 mIU/mL	8,000-100,000 mIU/mL	4,000-75,000 mIU/mL	1,000-50,000 mIU/mL

부 록 Appendix

– Gastrointestinal : 위장관계 검사 –

Serum–Ascites Albumin Gradient (SAAG)
= Ser alb– Asc alb (> 1.1 g/dL in portal HTN)
Discriminant Function
≧ 32 (Rx with steroids) = (PT–PT control) × 4.6+Bilirubin mg/dL

– Hematology: 혈액계 검사 –

Hemoglobin	**Hematocrit**	**RBC (red blood cell)**
M, 14-18 g/dL F, 12-16 g/dL	M, 40-52% F, 37-47%	M, 4.8-6.0 × 10^6/mm³ F, 4.1-5.5 × 10^6/mm³
MCV(mean corpuscular volume)	**MCH** (mean cell hemoglobin)	**MCHC** (mean cell hemogiooln concentration)
M, 80-95 fl F, 80-100 fl	27-32 pg	32-36% (g/dL)

RDW (red cell distribution width)	**MPV (mean platelet volume)**
12-15%	8.9 ± 1.5 µm³

Hgb A_{1c}	**WBC (4500-11000/mm³)**						**Platelets**
	Segs	Bands	Lymph	Mono	Eos	Baso	
3-5%	40-60%	0-5%	20-40%	4-8%	1-3%	0-1%	150-400 × 10^3/uL

Haptoglobin	**ESR (Erythrocyte Sedimentation Rate)**	**Retic Count**
100-250 mg/dL	M: < 10 mm/hr, 0-15 sec F: < 20 mm/hr, 0-20 sec	0.5-2.0%
PT (Prothrombin Time)	**aPTT (activated partial thromboplastin time)**	**Bleeding Time**
11-13 sec	25-35 sec	< 5-6 min
Thrombin Time	**Fibrinogen**	**Fibrin Split Prod**
10-14 sec	200-400 mg/dL	variable per dilution

b-2 microglobulin	**Lymphoctye (diff)**								**p24 antigen-predicts HIV progression IgA**
	Total T, CD3	Total T/mm³	B Cell	Suppr, CD8	Suppr/ mm³	Helper, CD4	Helper/ mm³	H:S, CD4 /CD8	
≤ 2.0 mg/L	60-87%	630-3170	1-25 %	10-40 %	240-1200	30-50%	390-1770	0.8-3.0	0.7-3.4 g/L ↑ predicts HIV progression

Reticulocyte Index = Reticulocytes % × (patient Hct/nl Hct)
INR = $(\text{PT patient/PT control})^{ISI}$ = 2.0-3.0
Iron Deficit (mg) = Wt (lb) × (15-Hgb)+1000

– Arterial Blood Gas: 동맥혈 가스 검사 –

pH	$PaCO_2$	PaO_2	HCO_3
7.35-7.45	35-45 mmHg	80-100 mmHg	22-28 mEq/L
O_2 Sat, art	**O_2 Sat, ven**	**BE (Base Excess)**	
95-98%	60-85%	0 ± 2 mmol/L	

– Acid–Base Disorders (compensations): 산염기 변화(보상기전) –

Metabolic Acidosis : ↓ HCO_3 = ↓ pCO_2 pCO_2 = 1.5 (HCO_3) + 8±2

Metabolic Alkalosis : ↑ HCO_3 = ↑ pCO_2 pCO_2 = 0.9 (HCO_3) + 9

Respiratory Acidosis : ↑ pCO_2 = ↑ HCO_3

acute: HCO_3 ↑ 1 mEq/L for each 10 ↑ in pCO_2

chron: HCO_3 ↑ 3.5 mEq/L for each 10 ↑ in pCO_2

Respiratory Alkalosis : ↓ pCO_2 = ↓ HCO_3

acute : HCO_3 ↓ 2 mEq/L for each 10 ↓ in pCO_2

chron : HCO_3 ↓ 5 mEq/L for each 10 ↓ in pCO_2

– Urinanalysis: 소변 검사 –

Albumin	Amylase	Calcium	Creatinine
20-100 mg/day	< 20 U/hr	< 300 mg/day	0.75-1.5 g/day
Creat Clear	**Glucose**	**Osmolality**	**Phosphorus**
80-140 ml/min/1.73m² BSA	< 300 mg/day	250-1000 mOsm/L	0.5-1.3 g/day
Potassium	**Protein**	**Sodium**	**Total Volume**
25-115 mEq/day	10-200 mg/day	50-250 mEq/day	720-1800 ml/day
Urea Nitrogen	**Uric Acid**	**Specific Grav**	**17 Ketos**
10-20 g/day	50-700 mg/day	1.002-1.030	M, 10-20 mg/24 hrs F, 5-15 mg/24 hrs
17 OH	**VMA**	**5HIAA**	**Metaneph. + Normet.**
2-10 mg/24 hrs	0.5-12.0 mg/24 hrs	0-10 mg/24 hrs	< 1.2 mg/24 hrs

– Renal : 신장계 –

Anion Gap = $Na^+ - (Cl^- + HCO_3^-)$ = 8-12 mEq/L

HCO_3 deficit = Wt (kg) × 0.4 × (24 - HCO_3)

Osmolality (mOsmol/kg) : Osm = $2(Na^+ + K^+) + \frac{glucose}{18} + \frac{Urea}{2.8} + \frac{EtOH}{4.6}$

Kassirer-Bleich; $H^+ = \frac{24 \times CO_2}{HCO_3}$ $HCO_3 = \frac{24 \times CO_2}{H^+}$ $pCO_2 = \frac{H \times CO_3}{24}$

부 록 Appendix

pH	6.9	7.0	7.1	7.2	7.3	7.4	7.5	7.6
H^+ (nEq/L)	126	100	79	63	50	40	32	25

Creatinine Clearance (CrCl)(GFR):		
$CrCl^* = \frac{\text{Ur Creat (mg/mL)} \times \text{Ur Vol (mL/min)}}{\text{Serum Cr (mg/mL)}}$ * Result multiplied × 100 Nl = 91-130 mL/min $CrCl^*$ (from serum Cr) : $\frac{\text{140-age (y)} \times \text{Wt (kg)}}{72 \times \text{creatinine}}$ * for females: × 0.85		
FENa+	**FE Urea**	**Amylase/CrCl Ratio**
$\frac{\text{UrNa/serum Na}}{\text{UrCr/serum Cr}} \times 100 = < 1\%$	$\frac{\text{Ur Urea / serum Cr}}{\text{BUN} \times \text{urine Cr}} \times 100$	(Cl am/Cl Cr) × 100
Free Water Clearance (Cl H_2O)	**Osmolar Clearance (Cl osm)**	**Renal Blood Flow (RBF)**
Cl H_2O = U Output- Cl osm = 25-100 mL/h	Cl osm = (U osm / P osm) × U output = 120 mL/h	20-25% of CO_2
Renal Plasma Flow (RPF)	**Filtration Fraction (FF)**	
390 mL/min/m^2	FF = GFR/RPF = 17-23%	

– Toxicology : 독성검사 –

Ethanol	Mercury, urine	COHgb
< 0.005% (5 mg/dL), nl 0.1-0.4%, intoxicated 0.4-0.5%, stuporous > 0.5%, coma	< 100 ug/24 hrs, nl	0-2.5%, nonsmokers 2-5%, smokers > 20%, toxic

Lead	Lead, urine
0-40 ug/dL, nl	< 100 ug/24 hrs, nl

– Cerebrospinal Fluid (CSF): 척수액 검사 –

Protein	Glucose			Pressure
10-45 mg/dL	40-80 mg/dL			60-180 mmH_2O
Leukocyte, Total	**Leukocyte, Diff**			**Cell Count**
	Lymph	**Mono**	**Neutro**	
< 5/mm^3	60-75%	25-50%	1-3%	0-5 lymphs/HPF

– Plasma Electrophoresis: 혈장 단백질 검사 –

Albumin	Alpha-1	Alpha-2	Beta
52-64%	2.2-4.9%	8.0-13.5%	9.8-15.5%
Gamma	**IgG**	**IgA**	**IgM**
11.0-21.0%	600-1600 mg/dL	80-450 mg/dL	40-240 mg/dL

– Ascitic Fluid: 복수액 검사 –

	sp grav	protein	pro(asc:serum)	LDH(asc:ser)	LDH
Transudate	< 1.016	< 3.0 g/dL	< 0.5	< 0.6	< 200 IU
Exudate	> 1.016	> 3.0 g/dL	> 0.5	> 0.6	> 200 IU

– Fluid Compositions (mEq/L): 체액 구성 성분 –

	Na^+	K^+	Cl^-	HCO_3^-	Ca^{++}	Vol(L)/day
Diarrhea	50	35	40	45		
Ileostomy	140	20	100	25		0.5-2.0
Gastric	80	10	100			2.0
Bile	145	5	100	40		1.5
Pancreatic	140	5	75	85		0.75-1.0
0.45% NaCl	77		77			
0.9% NaCl	154		154			
3% NaCl	513		513			
Ringers Lactate	130	4.0	109	28	3	

– Body Water Composition: 체내 수분 구성 –

Total Body Water (TBW, L)	Total Body Solute	Body Fluid (total)
0.6×eight (kg)	TBW (L)×smolality	60% of BW
Intracellular Fluid	**Extracellular Fluid**	
30-40% of BW	20-30% of BW Interstitial fluid = 66% of extracellular Intravascular fluid = 33% of extracellular	

부 록 Appendix

– Pulmonary: 호흡기계 –

1. Pulmonary Gases: 호흡기계 폐기능검사(가스분포)

Total Lung Capacity	Vital Capacity	Inspiratory Capacity
TLC = VC+RV = 6.0L ± 1.0	VC = IRV+TV+ERV = 4.5L ± 0.5	IC = IRV+TV = 3.0L ± 1.0
Insp Reserve Volume	Exp Reserve Volume	Residual Volume
IRV = IC-TV = 2.5L	ERV = FRC = RV = 1.5L ± 0.5	RV = FRC-ERV = 1.5L ± 0.5 RV/TLC × 100(RV/TLC%) = 25%
Functional Residual Capacity	Closing Volume	Closing Capacity
FRC = ERV+RV = 3.0L ± 1.0	CV = 400 mL CV/VC × 100(CV/VC%) = 9%	CC = CV+RV = 1.9L CC/TLC × 100(CC/TLC%) = 32%

Fraction of Ins Oxygen (FiO_2)	**Fraction of Exp Oxygen (FeO_2)**	**Oxygen Consumption (VO_2)**
0.21 (room air)	0.17 (room air)	240 mL/min $VO_2 = QT \times (a\text{-}v)O_2$
Oxygen extration rate	**Oxygen Delivery (DO_2)**	**CO_2 Output (VCO_2)**
$O_2\ ext = \frac{C(a\text{-}v)O_2}{CaO_2} = 20\text{-}30\%$	$DO_2 = CI \times CaO_2$ $= 550\text{-}650\ mL/min/m^2$	192 mL/min
Respiratory Exchange Ration (R)	**A-a Gradient (P_AO_2 - PaO_2)**	**$P(A\text{-}a)O_2$ (A-a O_2 difference)**
$R = VCO_2/VO_2 = 0.8$	10-15 torr	10 torr (kPa)
P_AO_2 (Alveolar O_2 tension)	**PaO_2 (arterial O_2 tension)**	**SaO_2 (arterial O_2 saturation)**
P_AO_2 $= (FIO_2)(P_B\text{-}PH_2O) - \frac{PaCO_2}{R}$ = 105 torr P_B = barometric pressure = 760 torr PH_2O = H_2O vapor pressure = 47 torr	95 torr (80-100)	96-99%
CaO_2 (arterial O_2 content)	**PvO_2 (mixed venous O_2 tension)**	**CvO_2 (mixed venous O_2 content)**
$CaO_2 = 1.34(Hgb)\frac{(SaO_2)}{100} + PaO_2 \times 0.003$ = 17-20 mL/dL	35-45 torr	$CvO_2 = 1.34(Hgb)\frac{(SvO_2)}{100} + PaO_2 \times 0.003$ = 12-15 mL/dL
$C(a\text{-}v)O_2$ (a-v O_2 difference)	**P_ACO_2 (alveolar CO_2 tension)**	**$PvCO_2$ (arterial CO_2 tension)**
$= CaO_2\text{-}CvO_2$ = 4-5 mL/dL	40 torr	40 torr
$CaCO_2$ (arterial CO_2 content)	**$PvCO_2$ (mixed venous CO_2 tension)**	
23-27 mmol/L	40-50 torr	

2. Pulmonary Mechanics: 호흡기계 폐기능검사(대류)

Tidal Volume (VT)	Frequency (f)	Minute Volume (VI or VE)
0.5L (7-15 mL/kg)	12 breaths/min	VT × f = 6.0L/min
Alveolar Vent/min (VA)	Dead Space, Physiologic (VD)	Ventilation/min of the VD
VI-VD = 4.2L/min VA/Blood Flow (VA/Q) = 0.8	VD/f = 150 mL (2mL/kg of BW)	$\frac{VD}{VE} = \frac{PaCO_2\text{-}PECO_2}{PaCO_2 - PICO_2} = < 30\%$ of VI

Forced vital Capacity (FVC)	Forced Expiratory Volume 1s (FEV_1)	Compliance
> 4.0L	> 3.0L FEV_1/FVC = 83% (> 60%)	(static lung), (C_{Lst}) = 0.2L/cmH_2O (Thorax cage), (C_{Tst}) = 0.2L/cmH_2O
Compliance	**Airway Resistance at FRC (Raw)**	**Lung Resistance at FRC (R_L)**
(thorax+ lungs), (C_{ST}) = 0.1L/cmH_2O	1.5cmH_2O/L/s	2.0cmH_2O/L/s

3. Pulmonary Hemodynamics: 호흡기계 폐기능검사(혈류분포)

Pulmonary Blood Flow (QT or CO)	Shunted Blood/QT × 100 (QS/QT)
5.4 L/min	$\frac{QS}{QT} = \frac{C_AO_2 - CaO_2}{C_AO_2 - CvO_2} = < 7\%$

4. Pulmonary Diffusion: 호흡기계 분포압

Diffusion Capacity for CO (DLco) = 32 mL CO/min/torr

부 록 Appendix

– Hemodynamics: 순환기계 검사 –

Heart Rate (HR)	Cardiac Oupput (CO)	Cardiac Index (CI)
60-80 beats per min	$CO = VO_2/C(a\text{-}v)O_2$ = 5.4L/min	CI = CO/BSA
Mean Transit Time (MTT)	**Stroke Volume (SV)**	**Stroke Index (SI)**
15 ± 1.4s	SV = CO/HR = 78 ± 9mL/beat	SI = CI/HR = 46 ± 5mL/beat/m^2
Ejection Fraction (EF)	**End-Diastolic Volume (EDV)**	**End-Systolic Volume (ESV)**
EF = SV/EDV = 0.67 ±0.12	75 ±15mL/m^2	25 ± 8mL/m^2
Blood Volume Index (BVI)	**Central Blood Volume Index (CBVI)**	**Blood Flow/Volume ratio (BFVR)**
BVI = (PV/1-Hct) × BSA	CBVI = MTT × CI × 16.7 = 830 ± 86mL/m^2	BFVR = CI/BVI = 1.1 to 1.2
Myocardial Blood Flow (MBF)	**Rate Pressure Prod (RPP)**	
MBF = (MAP-PRA)/CVR	RPP = HR × SBP = < 12,000	

1. Hemodynamic Cardiac work: 순환기계 검사 (심장능)

$$\text{Cardiac Index} = \frac{\text{Cardiac Output (5.6 L/min. in normal male)}}{\text{Body surface area in meters squared (1.7 in 70 kg male)}}$$

= 3.0 liters in normal males and females

Cardiac Work Index (left/right)	Ventricular Stroke Work Index (left/right)
LCWI = CI × MAP × 0.0144 = 3.8 ± 0.4kg × m/m2 RCWI = CI × MPAP × 0.0144 = 0.6kg × m/m2	LVSWI = SI × MAP × 0.0144 = 56 ± 6g × m/m2 RVSWI = SI × MPAP × 0.0144 = 8.8g × m/m2

2. Hemodynamic Resistance (SVRI and PVRI in : dyn × s/cm^5 × m^2): 혈관 저항

Systemic Vascular Resistance (SVR)	Pulmonary Vascular Resistnace (PVR)
SVR = (MAP-CVP)80/CO = 770-1500	PVR = (MPAP-WP)80/CO = 20 -120
Systemic Vascular Resistance Index (SVRI)	**Pulmonary Vascular Resistnace Index (PVRI)**
SVRI = (MAP-CVP)80/CI = 2180 ± 210*	PVRI = (MPAP-WP)80/CI = 270 ± 15*

3. Hemodynamic Pressures (mmHg): 혈관 압력

Mean Arterial Pressure (MAP)	Pulse Pressure (PP)	Colloid-Oncotic Pressure (COP)
MAP = (SP + 2DP)/3	PP = SBP - DBP = 40 mmHg	COP = (1.4×globulin)+(5.5×albumin) = 25 mmHg

	systolic	diastolic	mean
BP (SAP)	120	80	93
L Vent	120	0-12	
L Atrium	10	12	10
WP	10	12	10
PAP	25	12	16
R Vent	25	0-6	
R Atrium	6	6	4
CVP	-2insp	+4exp (cmH_2O)	
Portal vein	nl = 10-15 cmH_2O (> 30 = HTN)		

– Nutrition: 영양 요법 –

Nitrogen Balance (NB) = $\frac{\text{protein intake (g)}}{6.25}$ - (24h UUN (g) + 2.5g)

BUN-Urea Conversion (BUN) = Urea/2.14

Ideal Body Weight (kg) = M = 48kg for first 152cm + 1.1kg for ea. cm over
F = 45kg for first 152cm + 0.9kg for ea. cm over

Basal Metabolic Rate (BMR) = 37- {Age (years)-20}/10 (kcal/m^2/h)

Basal Energy Expenditure (Harris- Benedict):

M = 66+ (13.7×Wt kg)+ (5×Ht cm)- (6.8×age)

F = 655+ (9.6×Wt kg)+ (1.8×Ht cm)- (4.7×age)

EE = CO×Hgb× (SaO_2-SvO_2)×95

Specifie Dynamic Action of Food = 10% BMR

– Miscellaneous: 기타–

LDL = total Cholesterol- (TG/5+HDL)

BSA = $3.207/10^4 \times WT^{(0.7285-0.0188\times \log WT)} \times HT^{0.3}$

Corrected Na^+ = glucose (mmol/L) + Na^+(mEq/L)

Hydrogen-Potassium Exchange Index = Δ 0.1pH = reciprocal Δ in K^+ of 0.6mEq/L

Calcium/albumin =

subtract 0.25mmol from serum [Ca^{++}] for every 1g/dL albumin < 4g/dL

부 록 Appendix

– 의/약학 통계: Statistics –

	Disease State	
	Present	**Absent**
Pos +	true pos **a**	false pos **b**
Neg -	false neg **c**	true neg **d**

Sensitivity	Specificity	Pos Predictive Value	Neg Predictive Value
a/(a+c)	d/(b+d)	a/(a+b)	d/(c+d)
False–Negative Rate	False–Positive Rate	Accuracy	Prevalence
c/(a+c)	b/(b+d)	(a+d)/(a+b+c+d)	(a+c)/(a+b+c+d)

Clinical Case book

질환별 CASE

천식 Asthma

환자번호: _ 성별: M 나이: 48세 신장: 165cm 체중: 64kg 입원일 : ○/○/○

Chief complain

Dyspnea (onset:)

Present illness

10년 전 BA 진단 받고, 개인병원에서 f/w 하면서 간헐적으로 Tx 해 왔으며 최근 10여일 전부터 기침 가래 늘고, Dyspnea 심해져 12일 전 ER에서 Tx 후 퇴원하였으나 f/w 및 Tx 하지 못하여 증상 다시 악화되어 adm

Past medical history

DM/ HTN/ Tbc/ hepatitis (−/−/−/−) asthma
OP/ Adm (−/+)
current med : +

Social history

smoking (+)
drinking (−)
occupation :

Systemic review

General weakness / easy fatigue (−/−)
Headache/ Dizziness (−/−)
fever/ chill (−/−)
Cough/ Sputum/ Rhinorrhea (−/−/−)
chest pain/ dyspnea (−/+)
abdominal pain (−)
Anorexia/ Nausea/ Vomiting/ Diarrhea/ Constipation (−/−/−/−/−)
urination ┐
defecation ┘ WNL

Physical exam

Vital sign : 130 / 70 − 88 − 24 − 37.1
General appearance: acute ill looking
mental state : alert
Head & ENT : isocoric pupil c̆ L/R (++/++)
anicteric sclera, non anemic conjunctiva
Chest : BSE
coarse Bs with wheezing
RHS without murmur
Abdomen : soft & flat
T/RT (−/−)
B/E : CVAT (−/−)
PTPE (−/−)

X-ray

suspicious hazziness on BLLF

ECG

Lab

CBC : 12400 − 16.2 − − 271K
é(electrolytes) : 14.6 − 4.8 − 110 − 21
BUN/Cr : 13 / 0.8
OT/PT/T−bil : 23 / 13 / 1.3
pro/ Alb : 8.3 / 4.8
CRP :
ABGA : 7.430 − 40.4 − 53.7 − 27.3 (88.4)

Problem list

1. hypoxemia & hypercapnia
#2. wheezing
#3. suspicious hazziness on BLLF
#4. hazziness on maxillary cavity

Assessment & plan

#1−2. BA
− PFT ć BD
PFM
#3. r/o pneumonia
− sputum study. CxR f/w
#4. r/o sinusitis
− ENT consult

Impression

입원 2일
S : post nasal drip ; no
O : PNS − S ; hazziness in maxillary cavity
A : r/o sinusitis
P : ENT consult, OMV CT

입원 6일
S : Dyspnea (−)
O : PFM : 200>
PFT − FVC 3.13L 94%, FEV_1 2.05L 75%, FEV_1/FVC 83%.
A : BA − much improved state
P : IV steroid tapering

1. 용어 정리

Suspicious hazziness on BLLF: both lower lung field– 양쪽 폐의 하부영역에 의심스럽게 뿌옇게 보임
Post nasal drip: 코 안으로 약물 투약
Sinusitis: 부비동염
Hazziness in maxillary cavity: 턱뼈내 공간이 뿌옇게 보임
FEV_1/FVC 83%: Forced Expiratory Volume in One Second– 1초간 노력성 호기량/ Forced Vital Capacity– 강제 폐활량 (80% 이상이므로 정상)
FEV_1: Forced Expiratory Volume in One Second– 1초간 노력성 호기량(폐의 호기능 측정 기준)
Steroid tapering: steroid를 서서히 줄임
Hypercapnia: 고탄산혈증
Hypoxemia: 저산소혈증
Sputum study: 가래 검사– 점성 증가 여부나 점액마개 (mucus plug) 증가를 평가, 감염을 진단하기 위해 배양검사
Coarse Bs: Coarse Bowel Sound– 심한 내장 움직임 소리

2. 현재 환자의 약물 리스트

IV steroid

3. 천식의 정의

천식(Asthma)은 기도의 만성적 염증질환으로 기도폐쇄(Airflow obstruction – hyperreactivity 및 bronchospasm)를 유발하며, 기도의 자극에 의한 염증으로 발생된 기도폐쇄는 저절로 또는 약물치료에 의해 가역적으로 회복됨. 질환은 심각도에 따라 경증간헐적(mild intermittent), 경증지속성(mild persistent), 중등증지속성(moderate persistent), 심한지속성(severe persistent)으로 분류되며 치료되는데 치료 시 모니터링은 폐기능검사를 기준으로 다음의 도표에 의거함

Pulmonary function target zones	
Green zone	Indicators of disease control using PEFR or FEV_1가 80-100% of normal or of the individual' s personal best with 〈20% variability between tests
Yellow zone	Indicators of disease control using PEFR or FEV_1가 50-79% of normal or personal best with 20-30% variability. Indicates need to re-evaluate therapy
Red zone	Indicators of disease control using PEFR or FEV_1가 〈50% of target. Seek treatment immediately

폐기능검사(Pulmonary Function Tests : PFTs)

천식의 진단과 질환의 호전 또는 악화를 모니터링은 폐기능 검사에 의거하는데, 여러 지표 중에서 Forced Vital Capacity (FVC)와 Forced Expiratory Volume in One Second (FEV_1), 또는 Peak expiratory flow rate (PEFR)가 주로 임상에서 쓰임
치료는 기도폐쇄를 유발하는 인자들로부터 가능한 회피와 함께 증상 발현 시 적절한 약물 사용 즉, 기관지확장제와 항염증제의 사용시기 및 방법에 대한 철저한 교육, Metered-dose inhaler (MDI) 와 nebulizer와 같은 약물적용을 위한 device사용법에 대한 교육도 필요하며, Pneumococcal 및 influenza vaccination의 정기적 투여도 필요함

4. 천식 치료 약물들

Bronchodilators
β_2– agonists: Albuterol, Formoterol, Levalbuterol, Pirbuterol, Salmeterol, Terbutaline, Epinephrine
Anticholinergics : Iprtropium

Corticosteroids
Prednisone, Methylprednisolone, Prednisolone, Beclomethasone, Budesonide, Flunisolide, Fluticasone, Triamcinolone

Mast Cell Stabilizer: Cromolyn, Nedocromil

Methylxanthines: Theophylline, Aminophylline

Leukotriene Modifiers: Montelukast, Zafirlukast

천식 Asthma

환자번호: _ 성별: F 나이: 66세 신장: 149.5cm 체중: 41.9kg 입원일 : ○ / ○ / ○

Chief complain

Dyspnea, Nausea, 배 더부룩 (onset: 1DA)

Present illness

20여년 전 BA 진단 받고, local에서 간헐적으로 약물 복용 중으로, 금년 봄부터 목이 잠기고 기침 심해 개인 ENT에서 최근까지 Tx후 호전된 상태로 (후두가 부었다고 들음) 1달 전 찬바람 맞고 감기 증상 후 dyspnea 악화되어, local에서 흡입제 사용 및 약물 복용 후 다소 호전 보여 복용 중단하였으나, 이후 다시 증상 악화되어 외래 경유 adm. 내원시 wheezing dyspnea 없었으며 ABG SaO_2 96%

Past medical history

DM/ HTN/ Tbc/ hepatitis (−/−/−/−)

OP/ Adm (−/−)

current med : +

Social history

smoking (−)

drinking (−)

occupation :

Systemic review

General weakness / easy fatigue (−/−)

Headache/ Dizziness (−/−)

fever/ chill (−/−)

Cough/ Sputum/ Rhinorrhea (+/+/−)

chest pain/ dyspnea (−/±)

abdominal pain (−) ; abd discomfort

Anorexia/ Nausea/ Vomiting/ Diarrhea/ Constipation (−/±/−/−/−)

urination, defecation] WNL

Physical exam

Vital sign : 150 / 90 − 128 − 26 − 36.0 − 97%

General appearance: acute ill < not ill looking

mental state : alert

Head & ENT : isocoric pupil č L/R (++/++)

anicteric sclera, non anemic conjunctiva

Chest : BSE

CBS without rale & wheezing

RHS without murmur

Abdomen : soft & flat

T/RT (−/−)

B/E : CVAT (−/−)

PTPE (−/−)

X-ray

emphysematous lung

ECG

Lab

CBC : − − −

é(electrolytes) : − − −

BUN/Cr : /

OT/PT/T−bil : / /

pro/ Alb : /

CRP :

Problem list

#1. dyspnea

#2. BA

#3. emphysematous lung

Assessment & plan

#1−3. BA

#3. emphysema

− Lab. CxR 확인

prn) Vento − N (NB)

PFT f/w

ECG

Impression

입원 4일

D : Dyspnea ; N − C

O : wheezing

PFM 180

A : improved state

P : Discharge 고려

1. 용어 정리

BA: Bronchial Asthma
SaO_2 96%: 산소포화도
WNL: Within Normal Limit 정상범위내
Emphysematous lung: 폐기종 허파
ABG: arterial blood gas: 동맥혈 가스

2. 현재 환자의 약물 리스트

흡입제 (Unknown)

3. 천식의 정의

천식(Asthma)은 기도의 만성적 염증질환으로 기도폐쇄(Airflow obstruction – hyperreactivity 및 bronchospasm)를 유발하며, 기도의 자극에 의한 염증으로 발생된 기도폐쇄는 저절로 또는 약물치료에 의해 가역적으로 회복됨. 질환은 심각도에 따라 경증간헐적(mild intermittent), 경증지속성(mild persistent), 중등증지속성(moderate persistent), 심한지속성(severe persistent)으로 분류되며 치료되는데 치료 시 모니터링은 폐기능검사를 기준으로 다음의 도표에 의거함

Pulmonary function target zones	
Green zone	Indicators of disease control using PEFR or FEV_1가 80-100% of normal or of the individual' s personal best with 〈20% variability between tests
Yellow zone	Indicators of disease control using PEFR or FEV_1가 50-79% of normal or personal best with 20-30% variability. Indicates need to re-evaluate therapy
Red zone	Indicators of disease control using PEFR or FEV_1가 〈50% of target. Seek treatment immediately

폐기능검사(Pulmonary Function Tests : PFTs)

천식의 진단과 질환의 호전 또는 악화를 모니터링은 폐기능 검사에 의거하는데, 여러 지표 중에서 Forced Vital Capacity (FVC)와 Forced Expiratory Volume in One Second (FEV_1), 또는 Peak expiratory flow rate (PEFR)가 주로 임상에서 쓰임

치료는 기도폐쇄를 유발하는 인자들로부터 가능한 회피와 함께 증상 발현 시 적절한 약물 사용 즉, 기관지확장제와 항염증제의 사용시기 및 방법에 대한 철저한 교육, Metered-dose inhaler (MDI) 와 nebulizer 와 같은 약물적용을 위한 device사용법에 대한 교육도 필요하며, Pneumococcal 및 influenza vaccination의 정기적 투여도 필요함

4. 천식 치료 약물들

Bronchodilators

β_2- agonists: Albuterol, Formoterol, Levalbuterol, Pirbuterol, Salmeterol, Terbutaline, Epinephrine
Anticholinergics : Iprtropium

Corticosteroids

Prednisone, Methylprednisolone, Prednisolone, Beclomethasone, Budesonide, Flunisolide, Fluticasone, Triamcinolone

Mast Cell Stabilizer: Cromolyn, Nedocromil

Methylxanthines: Theophylline, Aminophylline

Leukotriene Modifiers: Montelukast, Zafirlukast

Case 3

천식 Asthma

환자번호: _ 성별: M 나이: 11세 신장: 132.5cm 체중: 26kg 입원일 : ○/○/○

Chief complain

cough, fever (onset: 3DA)

Present illness

previous healthy state로 내원 3DA부터 fever, cough 있어 내원 1DA 병원 방문하여 Bronchitis dx.

Past medical history

DM/ HTN/ Tbc/ hepatitis (−/−/−/−)
OP/ Adm (+/+) ; OP. Bronchitis로 수차례 Adm.
current med :

Social history

smoking (−)
drinking (−)
occupation :

Systemic review

General weakness / easy fatigue (−/−)
Headache/ Dizziness (−/−)
fever/ chill (−/−)
Cough/ Sputum/ Rhinorrhea (+/−/−)
chest pain/ dyspnea (−/−)
abdominal pain (−)
Anorexia/ Nausea/ Vomiting/ Diarrhea/ Constipation (−/−/+/−/−)
urination, defecation : well
oral intake ↓ activity : good

Physical exam

Vital sign : 110 / 80 − 120 − 30 − 36.5
General appearance: poor hygenic
mental state : alert
Head & ENT : isocoric pupil č L/R (++/++) anicteric sclera, non anemic conjunctiva (환아 irritable. 강력히 refuse하여) exam 불가
Chest : BSE ć retraction − subcostual subsiend
  coarse BS ć wheezing − both lung field
  RHS without murmur
Abdomen : soft & flat
  T/RT (−/−)
B/E : CVAT (−/−)
  PTPE (−/−)

X-ray

hyperinflation

ECG

Lab

CBC : 13300 − 12.3 − 35.9 − 272K
é(electrolytes) : − − −
BUN/Cr : /
OT/PT/T−bil : / /
pro/ Alb : /
CRP :

Problem list

#1. r/o asthma

Assessment & plan

#1. fever control ; BT check, fever focus 불분명
  RR check, Nebulization, CxR f/w
  Allergic Lab consider

Impression

입원 3일
Flixotide inhaler apply
Allergic lab 실시
PNS − maxillary sinus hazziness

입원 4일
O : coarse BSC w
S : cough (±), fever (−)
A : asthma
  sinusitis
P : discharge

1. 용어 정리

Bronchitis: 기관지염
Oral intake: 구강섭취
Irritable: 자극적인, 안절부절한
Hyperinflation: 폐의 과도확장
Nebulization: 네뷸라이져
Sinusitis: 부기감염
Discharge: 퇴원

2. 현재 환자의 약물 리스트

Flixotide inhaler

3. 천식의 정의

천식(Asthma)은 기도의 만성적 염증질환으로 기도폐쇄(Airflow obstruction – hyperreactivity 및 bronchospasm)를 유발하며, 기도의 자극에 의한 염증으로 발생된 기도폐쇄는 저절로 또는 약물치료에 의해 가역적으로 회복됨. 질환은 심각도에 따라 경증간헐적(mild intermittent), 경증 지속성(mild persistent), 중등증지속성(moderate persistent), 심한지속성(severe persistent)으로 분류되며 치료되는데 치료 시 모니터링은 폐기능검사를 기준으로 다음의 도표에 의거함.

Pulmonary function target zones	
Green zone	Indicators of disease control using PEFR or FEV_1가 80-100% of normal or of the individual' s personal best with 〈20% variability between tests
Yellow zone	Indicators of disease control using PEFR or FEV_1가 50-79% of normal or personal best with 20-30% variability. Indicates need to re-evaluate therapy
Red zone	Indicators of disease control using PEFR or FEV_1가 〈50% of target. Seek treatment immediately

폐기능검사(Pulmonary Function Tests : PFTs)

천식의 진단과 질환의 호전 또는 악화를 모니터링은 폐기능 검사에 의거하는데, 여러 지표 중에서 Forced Vital Capacity (FVC)와 Forced Expiratory Volume in One Second (FEV_1), 또는 Peak expiratory flow rate (PEFR)가 주로 임상에서 쓰임.

치료는 기도폐쇄를 유발하는 인자들로부터 가능한 회피와 함께 증상 발현 시 적절한 약물 사용 즉, 기관지확장제와 항염증제의 사용시기 및 방법에 대한 철저한 교육, Metered-dose inhaler (MDI) 와 nebulizer 와 같은 약물적용을 위한 device사용법에 대한 교육도 필요하며, Pneumococcal 및 influenza vaccination의 정기적 투여도 필요함.

4. 천식 치료 약물들

Bronchodilators

β_2– agonists: Albuterol, Formoterol, Levalbuterol, Pirbuterol, Salmeterol, Terbutaline, Epinephrine

Anticholinergics : Iprtropium

Corticosteroids

Prednisone, Methylprednisolone, Prednisolone, Beclomethasone, Budesonide, Flunisolide, Fluticasone, Triamcinolone

Mast Cell Stabilizer: Cromolyn, Nedocromil

Methylxanthines: Theophylline, Aminophylline

Leukotriene Modifiers: Montelukast, Zafirlukast

Case 4

만성폐쇄성폐질환 COPD

환자번호: _ 성별: F 나이: 82세 신장: _ 체중: 38kg 입원일 : ○/○/○

Chief complain

Dyspnea (onset: 2DA)

Present illness

10년 전 고혈압 진단 후 개인병원에서 약물 복용 중. 5년 전 COPD 진단 후 개인병원에서 약물 복용하다가 1년 전 dyspnea 악화되어 본원 내원하여 COPD č cor pulmonale 진단받고 현재 intermittent home O_2 및 po med 해 옴. 2일 전부터 cough 증가하여 dyspnea 악화되어 ER 통해 adm.

Past medical history

DM/ HTN/ Tbc/ hepatitis (−/+/−/−)

OP/ Adm (+/+)

current med : +

Social history

smoking (−)

drinking (−)

occupation :

Systemic review

General weakness / easy fatigue (−/−)

Headache/ Dizziness (−/−)

fever/ chill (−/−)

Cough/ Sputum/ Rhinorrhea (+/+/−) ; yellowish

chest pain/ dyspnea (−/+)

abdominal pain (−)

Anorexia/ Nausea/ Vomiting/ Diarrhea/ Constipation (+/−/−/−/−)

urination ┐
defecation ┘ WNL

Physical exam

Vital sign : 100 / 70 − 110 − 28 − 36.2

General appearance: Chronically ill looking

mental state : alert

Head & ENT : isocoric pupil č L/R (++/++)

anicteric sclera, non anemic conjunctiva

Chest : BSE

CBS without rale & wheezing

RHS without murmur

Abdomen : soft & flat

T/RT(−/−)

B/E : CVAT (−/−)

PTPE (−/−)

X-ray

prominent Rt nilum

ECG

Lab

CBC : 4330 − 12.8 − 37.5 − 187K

é(electrolytes) : 138 − 3.5 − 91 − 39

BUN/Cr : 8 / 0.7

OT/PT/T−bil : / /

pro/ Alb : /

CRP : 3.88

ABGA : 7.462 − 59 − 69.4 − 42.5 (93.9)

Problem list

#1. COPD

2. cor pulmonale

3. cough, sputum

Assessment & plan

#1−3. r/o Bronchitis

− B wt check. SaO_2 monitoring. CxR f/w

prn) Echo CG f/w

− O_2 apply. steroid. bronchodilator

UB

IV anti start

Impression

입원 4일

S: 숨 찬 거 조금 나아졌음.

O: ABGC (1L UNP) 7.513−48.7− 80.3− 39.4 (96.6%)

CxR 상 · no interval change of cardiomegaly with increased

pulmonary vascularity 1년 전

· emphysematous both lung

· otherwise no active lesion in lung

A: COPD ć corpulmonale

− improved state

P: Bwt, CxR. Echo CG f/w.

IV anti & steroid − oral change

O_2 감량 고려.

1. 용어 정리

Pulmonale: 폐성 고혈압(cor pulmonale)
Intermittent home O_2: 간헐적 산소요법
po med: 경구 투약 약물
Yellowish: 황색의
SaO_2 monitoring: 산소포화도 모니터링
Echo: 초음파
Cardiomegaly: 심장확장증
Pulmonary vascularity: 폐성 모세혈관계
Non anemic conjunctiva: 아래 눈꺼풀 검사 상 빈혈 없음
ER: 응급실

2. 현재 환자의 약물 리스트

Steroid
Bronchodilator
O_2 apply

3. 만성폐쇄성폐질환(COPD)의 정의

단계	위중도	진단기준
0	At risk	Normal spirometry Chronic symptoms (cough, sputum production)
I	Mild COPD 경증	FEV1/FVC 〈 70% $FEV_1 \geq$ 80% predicted With or without chronic symptoms (cough, sputum production)
II	Moderate COPD 중등증	FEV_1/FVC 〈 70% 50% $\leq$ FEV1 〈 80% prediced With or without chronic symptoms (cough, sputum production)
III	Severe COPD 중증	FEV_1/FVC 〈 70% 30% $\leq$ FEV1 〈 50% prediced With or without chronic symptoms (cough, sputum production)
IV	Very severe COPD 심한 중증	FEV_1/FVC 〈 70% FEV_1 〈 30% predicted or FEV_1 〈 50% predicted plus chronic respiratory failure

만성폐쇄성폐질환(COPD)은 오랜 시간동안 기동의 염증을 유발시키는 물질들에 의해 지속적으로 심각하게 기도손상이 진행되므로써 기류의 흐름에 제한이 있는 질환으로 기도폐쇄가 비가역성이 특징이며 완전한 회복이 불가능한 질환. 진단은 증상 및 폐기능검사 즉, forced expiratory volume in 1 second (FEV_1) and the ratio of FEV_1 to forced vital capacity (FVC)에 의하며 다음도표와 같이 질환의 심각도를 결정할 수 있음. 치료는 질환의 추가적 진행억제, 증상완화, 활동영역 증가에 의한 삶의 질 증진, 사망 예방이 목표

4. 치료 약물 종류

Anticholinergic bronchodilators: Ipratropium

β-agonists: Albuterol, Levalbuterol, Bitolterol, Formoterol, Salmeterol, Terbutaline

Methylxathine: Theophylline

Corticosteroids: Budesonide, Triamcinolone

Oxygen therapy: Goal of therapy: PaO_2 > 60 mmHg or O_2 saturation > 90%

만성폐쇄성폐질환 COPD

환자번호: _ 성별: M 나이: 76세 신장: _ 체중: 46.4kg 입원일 : ○/○/○

Chief complain

febrile sense. Dyspnea (onset: 10DA)

Present illness

10년 전 Dyspnea 있어 C지역 local clinic에서 COPD 진단 후 점차 progression하여 3년 전 S지역 local clinic으로 전원. COPD terminal 진단. 현재 local에서 f/w 하며 manage 중으로 (home O_2 1-3L 숨 차면) DOE III 상태로. 내원 10DA부터 Dyspnea aggrivation. sputum expectoration 안 되고, intermittent febrile sense로 J지역 local clinic을 경유하여 필요시 intubation & ICU care 위해 전원

Past medical history

DM/ HTN/ Tbc/ hepatitis (−/−/−/−)

OP/ Adm (−/+)

current med : +. Aminophylline 200mg, Ambroxol 30mg, Codein, femotelol.

Social history

smoking (−)

drinking (−)

occupation :

Systemic review

General weakness / easy fatigue (−/−)

Headache/ Dizziness (−/−)

fever/ chill (+/−)

Cough/ Sputum/ Rhinorrhea (+/+/−)

chest pain/ dyspnea (−/+)

abdominal pain (−)

Anorexia/ Nausea/ Vomiting/ Diarrhea/ Constipation (−/−/−/−/−)

urination

defecation

Physical exam

Vital sign : 140 / 80 − 130 − 28 − 78

General appearance:

mental state : alert

Head & ENT : isocoric pupil č L/R (++/++)

anicteric sclera, non anemic conjunctiva

Chest : BSE

wheezing in both lung

RHS without murmur

Abdomen : soft & flat

T/RT (−/−)

B/E : CVAT (−/−)

PTPE (−/−)

X-ray

ECG

sinus tarchycardia

Lab

CBC : 16400 − 13.5 − 141.5 − 310k

é(electrolytes) : 135 − 4.6 − 98 − 26

BUN/Cr : 25 / 1.1 CPK/CKMB : 123/43

OT/PT/T−bil : / / Pro−BNP : 85.64

pro/ Alb : 6.4 / 3.9

CRP : 0.84

ABGA : 7.390 − 53.6 − 74.2 − 32.8 (94.2)

Problem list

#1. COPD ć pneumonia

Assessment & plan

#1. COPD ć pneumonia

− CxR, PFT, CBC, ESR, CRP, f/w

− IV anti

Aminophylline

steroid

β_2 agonist

Impression

입원 9일

#1. COPD (Tbc destroyed lung)

Dyspnea. (acute aggravation of COPD)

S: Dyspnea − improved

O: CxR − no significant interval change

Lab 호전

A & P > 환자 Discharge 원해 퇴원

1. 용어 정리

Febrile sense: 열감
Progression: 악화
DOE: dyspnea on exertion 체력적 소모가 있을 때 호흡부전
Aggrivation: 악화
Sputum expectoration: 객담배출
Intermittent: 간헐적
No significant internal change: 별다른 증상 없음
Discharge: 퇴원
Sinus tachycardia: 빈맥
Intubation: 기관절제 삽입술
ICU: 중환자실

2. 현재 환자의 약물 리스트

Aminophylline 200mg
Ambroxol 30mg
Codein
femotelol
IV anti
Steroid

3. 만성폐쇄성폐질환(COPD)의 정의

단계	위중도	진단기준
0	At risk	Normal spirometry Chronic symptoms (cough, sputum production)
I	Mild COPD 경증	FEV1/FVC 〈 70% FEV$_1$ $\geq$ 80% predicted With or without chronic symptoms (cough, sputum production)
II	Moderate COPD 중등증	FEV$_1$/FVC 〈 70% 50% $\leq$ FEV1 〈 80% prediced With or without chronic symptoms (cough, sputum production)
III	Severe COPD 중증	FEV$_1$/FVC 〈 70% 30% $\leq$ FEV1 〈 50% prediced With or without chronic symptoms (cough, sputum production)
IV	Very severe COPD 심한 중증	FEV$_1$/FVC 〈 70% FEV$_1$ 〈 30% prediced or FEV$_1$ 〈 50% predicted plus chronic respiratory failure

만성폐쇄성폐질환(COPD)은 오랜 시간동안 기동의 염증을 유발시키는 물질들에 의해 지속적으로 심각하게 기도손상이 진행되므로써 기류의 흐름에 제한이 있는 질환으로 기도폐쇄가 비가역성이 특징이며 완전한 회복이 불가능한 질환. 진단은 증상 및 폐기능검사 즉, forced expiratory volume in 1 second (FEV$_1$) and the ratio of FEV$_1$ to forced vital capacity (FVC)에 의하며 다음도표와 같이 질환의 심각도를 결정할 수 있음. 치료는 질환의 추가적 진행억제, 증상완화, 활동영역 증가에 의한 삶의 질 증진, 사망 예방이 목표.

4. 치료 약물 종류

Anticholinergic bronchodilators: Ipratropium

β-agonists: Albuterol, Levalbuterol, Bitolterol, Formoterol, Salmeterol, Terbutaline

Methylxathine: Theophylline

Corticosteroids: Budesonide, Triamcinolone

Oxygen therapy: Goal of therapy: $PaO_2 > 60$ mmHg or O_2 saturation > 90%

Case 6

알레르기성 비염 Allergic rhinitis

환자번호: _ 성별: M 나이: 48세 신장: 162cm 체중: 53.2kg 입원일 : ○/○/○

Chief complain

cough (onset:)

Present illness

13세에 Sz attack 있어 현재 local (clinic NR)에서 Tx 중. 1달 전, 목이 간질간질한 느낌이 들면서 cough 발생하고, 끝날 때 쯤 가래가 목에 막 히는 느낌이 들어서 답답함. 당시 local clinic에서 Duodenoscopy 포함한 건강검진 시행 하였으나 특이소견 없었음. 5일 전 본원 ENT ; 이상 없다고 refer. 5일 전 입원하여 Bronchitis, R/o GERD로 adm, Tx하였으나 증상 지속되어 Bronchoscopy 권유 받고 transfer

Past medical history

DM/ HTN/ Tbc/ hepatitis (−/−/−/−) Sz
OP/ Adm (−/+)
current med : carbamazepine 200mg bp

Social history

smoking (−)
drinking (−)
occupation :

Systemic review

General weakness / easy fatigue (−/−)
Headache/ Dizziness (−/−)
fever/ chill (−/−)
Cough/ Sputum/ Rhinorrhea (+/−/−)
chest pain/ dyspnea (−/−)
abdominal pain (−)
Anorexia/ Nausea/ Vomiting/ Diarrhea/ Constipation (−/−/−/−/−)
urination, defecation] WNL

Physical exam

Vital sign : 120 / 80 − 85 − 20 − 36.6
General appearance: not ill looking
mental state : alert
Head & ENT : isocoric pupil č L/R (++/++)
anicteric sclera, non anemic conjunctiva
Chest : BSE
CBS without rale & wheezing
RHS without murmur
Abdomen : soft & flat
T/RT (−/−)
B/E : CVAT (−/−)
PTPE (−/−)

X-ray

ECG

WNL

Lab

CBC : 7240 − 14.4 − 42.1 − 354K
é(electrolytes) : 141 − 4.0 − 104 − 26
BUN/Cr : 9 / 0.9
OT/PT/T−bil : 46 / 38 / 0.3
pro/ Alb : 7.0 / 4.3
CRP : 0.35
ABGA : 7.450 − 41.0 − 104.6 − 28.8 − 98.3

Problem list

#1. cough
#2. H/o Sz

Assessment & plan

#1. C−CT, Bronchoscopy
- SCM 15ml ap. DHC 40mg BP

#2. current Mx 유지

Impression

#1. cough
#2. H/o Sz

1. 용어 정리

Sz attack: Seizure attack– 간질 발작
Bronchitis: 기관지염
Bronchoscopy: 기관지내시경 검사
ABGA: Arterial Blood Gas Analysis 동맥혈가스 분석
Duodenoscopy: 십이지장 내시경 검사
ENT: 이비인후과
GERD: 역류성 식도염

2. 현재 환자의 약물 리스트

Carbamazepine 200mg bp

3. 알레르기성 비염의 정의

알레르기성 비염(Rhinitis)은 코와 상기도 호흡기계의 점막에 영향을 미치는 염증상태(an inflammatory condition affecting the mucous membranes of the nose and upper respiratory system)

4. 알레르기성 비염 (Rhinitis) 치료 약물들

Antihistamines
Azatadine, Brompheniramine, Chlorpheniramine, Clemastine, Cyproheptadine, Dexbrompheniramine, Dexchlorpheniramine, Diphendydramine, Hydroxyzine, Phenindamine, Promethazine, Tripelennamine
Second generation–Acrivastine, Cetirizine, Desloratadine, Fexofenadine, Loratadine

Antileukotriences: Montelukast

Mast cell stabilizer: Cromolyn

Anticholinergic: Ipratropium

Corticosteroids
Beclomethasone, Budesonide, Fluticasone, Flunisolide, Mometasone, Triamcinolone

Decongestants
Oral – Pseudoephedrine
Topical – Naphazoline, Phenylephrine, Oxymetazoline, Tetrahydrozoline, Xylometazoline

비약물요법 및 환경요법(Nondrug therapies and environmental control)
Humidifiers, vaporizers, and drinking hot liquids
Saline irrigation
Commercial nasal saline sprays
Avoid precipitating factors

고혈압 Hypertension

Case 7

환자번호: _ 성별: M 나이: 22세 신장: _ 체중: _ 입원일 : ○/○/○

Chief complain

for HTN w/u (onset:)

Present illness

previous healthy state. 7일 전 본원 ENT에서 both ESS. 4년 전 epigastric pain으로 ER 내원하여 신장 수치 높아 duodenoscopy 시행했으나 결과 못 들음 퇴근에 HTN Dx 받았으나 No Mx.

1달 전 타박상으로 병원에 adm하여 신장 수치 높다고 듣고 신장 USG 시행하여 Lt kidney size 작다고 들음. 3 DA 술 많이 마시고 만취되어 자고 일어나서 아침에 화장실 가는 도중 쓰러져서 3분간 syncope, LOC (+) 병원에 내원하여 R/O renovascular HTN으로 F/u 위해 adm. 1 YA but 5kg ↑. 부모가 HTN으로. 뇌출혈 Hx 있음.

Past medical history

DM/ HTN/ Tbc/ hepatitis (−/+/−/−)
OP/ Adm (−/−)
current med :

Social history

smoking (−)
drinking (−)
occupation :

Systemic review

General weakness / easy fatigue (−/−)
Headache/ Dizziness (−/−)
fever/ chill (−/−)
Cough/ Sputum/ Rhinorrhea (−/−/−)
chest pain/ dyspnea (−/−)
abdominal pain (−)
Anorexia/ Nausea/ Vomiting/ Diarrhea/ Constipation (−/−/−/−/−)
urination, defecation] well

Physical exam

Vital sign : 160 / 90 − 73 − 20 − 37
General appearance:
mental state : alert
Head & ENT : isocoric pupil c̆ L/R (−/−)
anicteric sclera, non anemic conjunctiva
Chest : BSE
CBS without rale & wheezing
RHS without murmur
Abdomen : soft & flat
T/RT (−/−)
B/E : CVAT (−/−)
PTPE (−/−)

X-ray

ECG

Lab

CBC : 7490 − 19.7 − 37.8 − 265K
é(electrolytes) : 139 − 4.2 − 102 − 24
BUN/Cr : 11 / 1.1
OT/PT/T−bil : / /
pro/ Alb : /
CRP :

Problem list

#1. HTN
#2. small Lt kidney
#3. Syncope
#4. s/p HIVD op
#5. s/p both ESS

Assessment & plan

#1,2,3 → r/o renovascular HTN
DPTA renal scan (captopril)
kidney USG
NR consult
#4,5 → observation
<OPT consult>
O: WNL
A: no occular HTN damage
P: 1year 뒤 F/u

<kidney USG>

O: No evidence of a stenosis on renal doppler. USG에서 수치가 obnormal 한 것 있으나 renal blood flow를 정확히 잡지 못해서 발생한 것으로 판단
A: R/o renovascular HTN
P: renal angiography → WNL

<HTN (not renovascular)>

→ Amlodipine 5 mg bid (HA, visual disturbance 호소)
→ Ramipril 5 mg 변경

1. 용어 정리

HTN: 고혈압
Duodenoscopy: 십이지장내시경
Epigastic pain: 식도염 통증
Renovascular HTN: 저항성혈관성 고혈압
Syncope: 기절, 실신

2. 현재 환자의 약물 리스트

Amlodipine 5 mg bid
Ramipril 5 mg

3. 고혈압 정의

Category	Systolic		Diastolic
Optimal	〈120	and	〈80
Prehypertension	120-139	and/or	80-89
Grade 1 hypertension	140-159	and/or	90-109
Grade 2 hypertension	160 ≥	and/or	110≥
Isolated systolic hypertension	≥140	and	〈90

4. 고혈압 치료약물

Diuretics
Thiazide – Chlorthalidone, Hydrochlorothiazide, Indapamide, Metolazone
Loop – Bumetanide, Furosemide, Torsemide
Potassium–sparing – Amiloride, Triamterene
Aldosterone receptor blockers – Eplerenone, Spironolactone

***β*-blockers**
Atenolol, Acebutolol, Bisoprolol, Betaxolol, Carteolol, Carvedilol, Labetalol, Metoprolol, Nadolol, Penbutolol, Pindolol, Propranolol, Timolol

Angiotensin-Converting Enzyme (ACE) inhibitors
Benazepril, Captopril, Enalapril, Fosinopril, Lisinopril, Moexipril, Perindopril, Quinapril, Ramipril, Trandolapril

Angiotensin II Receptor Blockers
Candesartan, Eprosartan, Irbesartan, Losartan potassium, Olmesartan, Temisartan, Valsartan

Calcium Channel Blockers
Nondihydropyridines – Diltiazem, Verapamil
Dihydropyridines – Amlodipine, Felodipine, Isradipine, Nicardipine, Nifedipine, Nisoldipine

α_1-blockers
Doxazosin, Prazosin, Terazosin

α_2- agonists
Clonidine, Methyldopa

Arterial vasodilators
Hydralazine, Minoxidil

Adrenergic Neuron Blockers
Reserpine

Case 8

고혈압 Hypertension

환자번호: _ 성별: F 나이: 76세 신장: _ 체중: _ 입원일 : ○/○/○

Chief complain

ant. chest dyscomfort, Dyspnea (onset:)

Present illness

13YA hx of DM Dx, 10YA hx of HTN Dx 있으신 분으로 3YA cerebral stroke Hx (+). 1DA 5시경 ant. chest discomfort 있어 "가스활명수" 먹고 가라앉았다가 저녁 10시쯤 갑작스레 Dyspnea 호소하여 BP check한 결과 180/90. 상기 증상으로 ER 내원하여 입원함.

Past medical history

DM/ HTN/ Tbc/ hepatitis (+/+/−/−)

OP/ Adm (−/−)

current med :

Social history

smoking (−)

drinking (−)

occupation :

Systemic review

General weakness / easy fatigue (−/−)

Headache/ Dizziness (−/−)

fever/ chill (−/−)

Cough/ Sputum/ Rhinorrhea (−/−/−)

chest pain/ dyspnea (+/+)

abdominal pain (−)

Anorexia/ Nausea/ Vomiting/ Diarrhea/ Constipation (−/−/−/−/−)

urination ┐ well
defecation ┘

Physical exam

Vital sign : / − − −

General appearance: not so ill looking app

mental state : alert

Head & ENT : isocoric pupil č L/R (++/++)

anicteric sclera, non anemic conjunctiva

Chest : BSE

CBS without rale & wheezing

RHS without murmur

Abdomen : soft & flat NABs

T/RT (−/−)

B/E : CVAT (−/−)

PTPE (−/−)

X-ray

ECG

normal sinus rhythm

Lab

CBC : 6180 − 11.1 − 31.7 − 162K

é(electrolytes) : 142 − 4.3 − 106 − 22

BUN/Cr : 25 / 0.9

OT/PT/T−bil : 17 / 21 /

pro/ Alb : 103.3 / cpk/ck−MB/TnT : 48/13/Nepative 0.018

CRP : 0.11 glucose : 139

Problem list

#1. chest pain → r/o UA

#2. DM → current medi 확인 BST f/u

#3. cerebral stroke Hx → 신경과 consult

#4. HTN → iv NG 사용하며 observation

Assessment & plan

Impression

퇴원 medi

Aspirin 100mg

Plavix 75mg qd

Glibenclamide 5mg bid

Metformin 500mg bid

Atorvastatin 10mg qd

1. 용어 정리

Dyspnea: 호흡부전
Stroke: 뇌졸중 (참고, TIA; Transient Ischemic Attact: 뇌경색)
Dizziness: 현기증
Rhinorrhea: 코흘림
Sputum: 객담
Anorexia: 입맛 없음
DM: 당뇨병
HTN: 고혈압
Chest discomfort: 가슴쪽 불편감

2. 현재 환자의 약물 리스트 (퇴원시 약물)

Aspirin 100mg
Plavix (clopidogrel) 75mg qd
Glibenclamide 5mg bid
Metformin 500mg bid
Atorvastatin 10mg qd

3. 고혈압 정의

Category	Systolic		Diastolic
Optimal	〈120	and	〈80
Prehypertension	120-139	and/or	80-89
Grade 1 hypertension	140-159	and/or	90-109
Grade 2 hypertension	160 ≥	and/or	110≥
Isolated systolic hypertension	≥140	and	〈90

4. 고혈압 치료약물

Diuretics

Thiazide – Chlorthalidone, Hydrochlorothiazide, Indapamide, Metolazone
Loop – Bumetanide, Furosemide, Torsemide
Potassium–sparing – Amiloride, Triamterene
Aldosterone receptor blockers – Eplerenone, Spironolactone

β-blockers

Atenolol, Acebutolol, Bisoprolol, Betaxolol, Carteolol, Carvedilol, Labetalol, Metoprolol, Nadolol, Penbutolol, Pindolol, Propranolol, Timolol

Angiotensin-Converting Enzyme (ACE) inhibitors

Benazepril, Captopril, Enalapril, Fosinopril, Lisinopril, Moexipril, Perindopril, Quinapril, Ramipril, Trandolapril

Angiotensin Ⅱ Receptor Blockers

Candesartan, Eprosartan, Irbesartan, Losartan potassium, Olmesartan, Temisartan, Valsartan

Calcium Channel Blockers

Nondihydropyridines – Diltiazem, Verapamil
Dihydropyridines – Amlodipine, Felodipine, Isradipine, Nicardipine, Nifedipine, Nisoldipine

α_1-blockers

Doxazosin, Prazosin, Terazosin

α_2- agonists

Clonidine, Methyldopa

Arterial vasodilators

Hydralazine, Minoxidil

Adrenergic Neuron Blockers

Reserpine

Case 9

부정맥 Cardiac Arrhythmias

환자번호: _ 성별: M 나이: 63세 신장: 162cm 체중: 59.5kg 입원일 : ○/○/○

Chief complain

chest pain (onset:)

Present illness

내원 5일 전 신경쓰는 일 있은 후 소주 2병 마시고 다음날부터 chest pain 발생. ant. chest area (뻐근, 30분~1시간 심하게) 이후 지속적으로 (처음엔 등부터 아프고) 개인병원 방문. ventricular bigemini F/E 위해 내원

Past medical history

DM/ HTN/ Tbc/ hepatitis (−/−/−/−) AC : 81 HC : 94

OP/ Adm (+/−) ; 30년 전 오토바이 사고로 안면, 혀, Lt leg에 IF 수술

current med : No drug

Social history

smoking (+) 40pack/year

drinking (−)

occupation :

Systemic review

General weakness / easy fatigue (−/−)

Headache/ Dizziness (−/−)

fever/ chill (−/−)

Cough/ Sputum/ Rhinorrhea (−/−/−)

chest pain/ dyspnea (+/−)

abdominal pain (−)

Anorexia/ Nausea/ Vomiting/ Diarrhea/ Constipation (−/−/−/−/−)

urination, defecation] WNL

Lipid

total chol : 148

HDL−chol : 61

TG : 49

LDL−chol : 81

Physical exam

Vital sign : 110 / 70 − − 60 − 36.5

General appearance:

mental state : alert

Head & ENT : isocoric pupil č L/R (−/−)

anicteric sclera, non anemic conjunctiva

Chest : BSE

CBS without rale & wheezing

RHS without murmur

Abdomen : soft & flat

T/RT (−/−)

B/E : CVAT (−/−)

PTPE (−/−)

X-ray

ECG

Lab

CBC : − − −

é(electrolytes) : − − −

BUN/Cr : /

OT/PT/T−bil : / /

pro/ Alb : /

CRP :

Problem list

#1. Ventricular bigemini → Holter 상 multiforce VPB 보였으며 3일 후 CAG 상 normal, NG nosp (+), spastic 하여 medical F/u 하기로 함

Assessment & plan

Impression

Current medication

aspirin 100mg

ELANT6 0.5T QD

atenolol 25mg BID

Homocystein

ns CRP : 0.04

pro BNP : 41.10

PWV−AB1

1.38	0.88
1512	1551

→ 수술한 다리

1. 용어 정리

Hepatitis: 간염
Chest pain: 가슴통증 (흉통)
WNL: Within normail limit (정상수치 내)
alert: 정신 상태 정상적
F/E: Follow up & Examination: 추적검사

2. 현재 환자의 약물 리스트

Aspirin 100mg
ELANT (Isosorbide mononitrate) 0.5T
Atenolol 25mg BID

3. 부정맥 정의

심근에서 전기의 발생 및 전도의 길(pathway)이 차단되거나 또는 새로이 심근의 비정상적 부분에서 탈분극에 의한 비정상적 전기가 발생하는 것(Abnormal impulse conduction arrhythmias occur when normal conduction pathways are blocked, causing impulses arriving from above to travel a more circuitous route to depolarize an area of myocardium)

4. 치료 약물 종류

Class ⅠA – Sodium channel blockers (intermediate duration). Also local anesthetic effects and membrane stabilizing properties. Moderate slowing of phase 0 upstroke. Moderate effects on ERP and ADP. ↑ PR, QRS, and QT intervals. Low doses speed AV conduction via vagolytic effects. High doses slow AV conduction.
종류: Quinidine, Procainamide, Disopyramide

Class ⅠB – Sodium channel blockers (short duration). Also local anesthetic effects and membrane stabilizing properties. Minimal effects on phase 0 upstroke; little effect on ERP. ↓ ADP. No changes on PR, QRS, or QT intervals.
종류: Lidocaine, Mexiletine, Tocainide

Class ⅠC – Sodium channel blockers (prolonged duration). Also local anesthetic effects and membrane stabilizing properties. Marked slowing of phase 0 upstroke. Minimal effects on ERP or ADP. ↑ PR and QRS intervals. No change in QT interval.
종류: Flecainide, Propafenone, Moricizine

Class Ⅱ – General myocardial depressants for both supraventricular and ventricular rhythm disturbances.
종류: β-blockers - Acebutolol, Esmolol, Propranolol

Class Ⅲ – No membrane stabilizing effects. Selectively increase APD. ↑ PR, QRS, and QT intervals. Can cause sinus bradycardia.
종류: Amiodarone, Sotalol, Dofetilide, Bretylium, Ibutilide

Class Ⅳ 고혈압치료제 참조
종류: Calcium channel blockers - Verapamil, Diltiazem

Unclassified
종류: Digoxin, Adenosine

Case 10

심부전 Congestive Heart Failure

환자번호: _ 성별: F 나이: 63세 신장: 체중: 65kg 입원일 : ○/○/○

Chief complain

dyspnea, chest discomfort (onset: 1MA)

Present illness

상기 63세 여환은 12년 전 HTN. 6-7년 전 당뇨 및 AF 진단 받고 현재 투약중인 분으로 내원 1달 전부터 경한 호흡곤란 있으면서 anit. area로 뻐근한 양상의 흉부 불편감 지속되었으나 최근들어 상기증세 더욱 심해져서 개인병원 경유 ER 내원함.

Past medical history

DM/ HTN/ Tbc/ hepatitis (+/+/−/−)
OP/ Adm (−/−)
current med : aspirin 100mg DP, telmisartan 80mg DP, DIGO 0.125mg DP, carhedilol 12.5mg DP, thioctic aciol 600mg DP, analod 2.5mg DP, alpra 0.25mg BP, gliclazide 160mg BP, Metfor 500mg TP, simvastatin 40mg DP, nortriptylin 15mg DP

Social history

smoking (−) No
drinking (−)
occupation :

Systemic review

General weakness / easy fatigue (−/−)
Headache/ Dizziness (−/−)
fever/ chill (−/−)
Cough/ Sputum/ Rhinorrhea (−/−/−)
chest pain/ dyspnea (+/+)
abdominal pain (−)
Anorexia/ Nausea/ Vomiting/ Diarrhea/ Constipation (−/−/−/−/−)
urination ┐ WNL
defecation ┘

lipid
total chol : 145 HDL−chol : 40
TG : 270 LDL−chol : 74

Physical exam

Vital sign : 140 / 100 − 100 − 22 − 36
General appearance: acute ill looking appearance
mental state : alert
Head & ENT : isocoric pupil č L/R (++/++)
anicteric sclera, non anemic conjunctiva
Chest : BSE
  CBS without rale & wheezing
  RHS without murmur
Abdomen : soft & flat
  T/RT (−/−)

ns CRP : 0.05
pro BNP : 541.1
HbAlc
pwv 1798 1859
ABI 1.19 | 1.20

B/E : CVAT (−/−)
  PTPE (±/±)

X-ray

chest) slitely inc, vascular marking

ECG

AF : rate 80회
  $V_{2\sim6}$ T wave inversion
  II , III avF T wave inversion
  → r/o interolaterol ischemia

Echocardiography
LVIDs/LVIDd : 33/49mm
IVS/pw : 11/11mm
LVET : 61%

Lab

CBC : 8190 − 14.7 − 44.5 − 226K
é(electrolytes) : 135 − 4.8 − 9.7 − 23
BUN/Cr : 15 / 0.9
OT/PT/T−bil : 30 / 29 / 0.8
pro/ Alb : 7.8 / 4.7
CRP :

UA : GLUCOSE +++
WBC +++
PT/aptt 0.98/26.7

Problem list

#1. chest discomfort
#2. dyspnea
#3. AF
#4. DM
#5. HTN

Assessment & plan

#1. HF/AF
  EchoCG >EF 61%
    NRWMA
    EF : visually 50%
  ix plan > ASAPT 200mg ┐
    DIGO 0.125mg │ QP
    RAMIP 2.5mg ┘
    FURO 20mg BIP
    Amaryl 4mg BP
    Metformin 1000mg BP
    Acarbose 1T tid
#2. DM neuropathy
  Dx plan> NCV
  Tx plan> NR consult
    thioctic acid
#3. HTN
  Tx plan > HTN medication

Impression

r/o CHF
#1. Enz. EKG f/u
#2. Echo CG
#3 CAG
#4. iv dobuta

1. 용어 정리

AF: Atrial Fibrilation 심방성부정맥
Ischemia: 허혈
Echocardiography: 심장초음파
Neuropathy: 신경염증

2. 현재 환자의 약물 리스트

Aspirin 100mg DP
Telmisartan 80mg DP
Digoxin 0.125mg DP
Carhedilol 12.5mg DP
Thioctic aciol (α−lipoic acid) 600mg DP
Analid (Proglumide) 2.5mg DP
alpra 0.25mg BP
Gliclazide 160mg BP
Metformin 500mg TP
Simvastatin 40mg DP
Nortriptylin 15mg DP
Acarbose 1T tid
Amaryl (Glimepiride) 4mg BP
Ramipril 2.5mg QD
Furosemide 20mg bid

3. 심부전 정의

심장이 신체에서 대사적으로 요구하는 혈액의 양을 충분히 공급시키지 못하는 경우에 발생되는 증상의 집합체(Heart failure − HF results when the heart fails to pump sufficient blood to meet the body's metabolic needs).

4. 치료 약물 분류

ACE inhibitors
Captopril, Enalapril, Lisinopril, Quinapril, Ramipril, Fosinopril, Trandolapril

β-blockers
Bisoprolol, Carvedilol, Metoprolol

Diuretics
Thiazide − Hydrochlorothiazide
Loop − Furosemide
Bumetanide, Torsemide
Digoxin
Aldosteron antagonists : Spironolactone
Angiotensin II Receptor blockers (ARB)
Nitrates
Hydralazine

혈전색전증 Thromboembolism

환자번호: _ 성별: F 나이: 83세 신장: _ 체중: _ 입원일 : ○/○/○

Chief complain

Lt. foot pain & coldness (onset:)

Present illness

내원 6개월 전부터 r/o CVA, Dementia로 개인병원 진료 받아오다, 내원 1주일 전부터 음성 중앙병원 입원 치료 중이었음. 내원 6일전부터 좌측 발 부분의 통증과 차가운 증상 있어 관찰하다가 증상 진행되어 본원 응급실 수술 후 입원.

Past medical history

DM/ HTN/ Tbc/ hepatitis (−/+/−/−)
OP/ Adm (−/+)
current med :

Social history

smoking (−)
drinking (−)
occupation :

Systemic review

General weakness / easy fatigue (−/−)
Headache/ Dizziness (−/−)
fever/ chill (−/−)
Cough/ Sputum/ Rhinorrhea (−/−/−)
chest pain/ dyspnea (−/−)
abdominal pain (−)
Anorexia/ Nausea/ Vomiting/ Diarrhea/ Constipation (−/−/−/−/−)
urination
defecation

Physical exam

Vital sign : / − − −
General appearance:
mental state : alert
Head & ENT : isocoric pupil č L/R (−/−)
anicteric sclera, non anemic conjunctiva
Chest : BSE
CBS without rale & wheezing, arrhythmia
Abdomen : soft & flat No palpable mass
T/RT (−/−) NABs
B/E : CVAT (−/−)
PTPE (−/−)

X-ray

PPA >Lt : superficial femoral a. cut off 소견

ECG

Lab

CBC : − − −
é(electrolytes) : − − −
BUN/Cr : /
OT/PT/T−bil : / /
pro/ Alb : /
CRP :

Problem list

Lt. acute embolism

Assessment & plan

PPA
Embolectomy
Anticoagulant Tx

Impression

Acute embolism, Lt

· Lt. mid tibia 하방부터 발 끝까지 cyanotic color change
· pulse : Rt. femoral a (++)
Lt. femoral a (+)
Rt. popliteal a (++)
Lt. popliteal a (+−)
Rt. dorsalis pedis a (+)
Lt. dorsalis pedis a (−)
Rt. post. tibia a (+)
Lt. post. tibia a (−)

1. 용어 정리

CVA: Cardiovascular Attack 뇌경색 및 뇌졸중, 협심증, 심근경색 등 혈관의 허혈성질환
Dementia: 치매
Chill: 오한
Defecation: 배변

2. 현재 환자의 약물 리스트

Anticoagulant Tx

3. 혈전색전증 정의

혈전증(Thrombosis)은 비정상적 혈소판성 혈병의 형성과정(the process of abnormal fibrin blood clot formation)으로 크고 작은 피상적 심부적의 모든 정맥계에서 발생될 수 있으며, 색전증(Embolus)은 형성된 혈전이 발생된 장소에서 떨어져나와 신체 내의 혈관을 떠돌아 다니다가 작은 혈관은 막음으로써 막혀진 조직의 허혈 및 괴사를 일으키는 것을 의미함

4. 혈전색전증 치료 약물들

Heparin

Low molecular weight heparins – Enoxaparin, Dalteparin, Tinzaparin

Warfarin

Direct thrombin inhibitor – Argatroban

Direct reversible thrombin inhibitor – Bivalirudin

Inactivates factor X and IIa via AT-III – Danaparoid

Selective factor Xa inhibitor – Fondaparinux

Direct thrombin inhibitor hirudin – Lepirudin

Antiplatelet drugs – Aspirin, Dipyridamol, Clopidogrel, Ticlopidine

Case 12

협심증 Angina pectoris

환자번호: _ 성별: M 나이: _ 신장: 180cm 체중: 85kg 입원일 : ○/○/○

Present illness history

c.c: chest pain

history: 1) 20PY smoker로 건강하게 지내다가 2달 전 담배 끊은 이후로 chest discomfort 있었음

2) 1달 전 아침 운동시 dyspnea DOE II chest pain 2-3분 정도 발생하여 local 방문 r/o angina로 큰 병원 권유 3D CT angio. Treadmill test 후 CAG 예약하던 분으로 CAG 위해 응급실 내원함

Past medical history

DM/ HTN/ Tbc/ hepatitis (-/-/-/-)

op/ adm (-/-)

Allergy - No

Patient history - None

Risk factors

DM : No AC 99cm

HT : No HC 101cm

Obesity : 85kg, 180cm

Smoking : Yes, 20pack year

Ex-smoker : quit 2month ago

Peripheral vascular disease : None

Cerebrovascular disease : CNA (-)

hsCRP : 0.18

pro BNP : 14.6

Physical

Ros) G. weakness/ easy fatigue (-/-)

HA/ Dz (-/-)

C/ S/ R (-/-/-)

fever/ chill (-/-)

chest pain (+)

dyspnea (-)

Abd pain (-)

A/ N/ V/ D/ C (-/-/-/-/-)

urination, defecation — well

P/ Ex) V/S : 100/60 - 78- 2- 36.6

M/S : alert

G/A : Not so ill looking app.

HEENT : isocoric pupil ć L/R (++/++)

anicteric sclera

nonanemic conjunctiva

Chest : BSE

CBS ś ⓡ ⓦ

RHB ś ⓜ

Abd : soft & obesity

T/RT (-/-)

NABS

Back & Ex) CVAT (-/-)

no PTPE

7. 최초 진단

angina (unstable)

8. 처음 계획

\# 1. UA

Dx plan : ⓡ-lab, ECG, ec

Tx plan : CAG 후 PCI or medial

1. 용어 정리

Angina: 협심증
Peripheral vascular disease: 말초성혈관질환
Treadmill test: 운동성부하검사
CAG: Coronary Artery Angiography 관상동맥조형술검사
Chronic stable angina (Exercise–induced angina): 안정성 협심증
Unstable angina (Crescendo angina, preinfarction angina): 불안정성 협심증
Prizmetal variant (Vasospastic) angina: 발잘성 협심증
Mixed angina: 혼합형 협심증
Silent myocardial ischemia: 무증상적 심근 허혈증
UA: urinalysis(소변검사)

2. 현재 환자의 약물 리스트

Unknown

3. 협심증의 정의

협심증(Angina pectoris)은 심근괴사는 없으나 허혈에 의해 발생되는 증상으로 운동중이나 체력적 소모가 있을 때만 심한 흉통, 압박감, 심한 통증 등이 발생되며, 체력적 소모가 없을 경우 증상이 자발적으로 소멸되는 질환

4. 치료 약물 종류

증상완화 및 죽음으로부터 보호가 치료 목표이며 치료는 생활습관 및 식습관 변경과 약물요법 및 응급처치(Sublingual Nitroglycerin)등이 있음

Nitrates

β-blockers

Atenolol, Acebutolol, Bisoprolol, Betaxolol, Carteolol, Carvedilol, Labetalol, Metoprolol, Nadolol, Penbutolol, Pindolol, Propranolol, Timolol

Angiotensin-Converting Enzyme (ACE) inhibitors

Benazepril, Captopril, Enalapril, Fosinopril, Lisinopril, Moexipril, Perindopril, Quinapril, Ramipril, Trandolapril

Calcium Channel Blockers

Nondihydropyridines – Diltiazem(Benzothiazepines), Verapamil(Diphenylalkylamines)
Dihydropyridines – Amlodipine, Felodipine, Isradipine, Nicardipine, Nifedipine, Nisoldipine

Glycoprotein (Gp) Ⅱb/Ⅲc receptor antagonists

수술요법 : Intraluminal stents(PTCA), Coronary artery bypass graft (CABG) surgery

심근경색 MI : Myocardiac Infarction

환자번호: _ 성별: M 나이: 66세 신장: 165cm 체중: 78kg 입원일 : ○/○/○

Present illness history

c.c: chest pain

history: 상기 66세 남환은, 10Y DM, HTN Dx 받고 Medication 중인 분으로 내원 당일 새벽 5시경 갑작스럽게 발생한 chest pain으로 local clinic visit → 당시 시행한 EKG에서 V_1-V_6에 ST elevation 보여 본원 ER로 transfered. 내원 후 시행한 EKG에서 V_2-V_6에서 elevation 보이고 CPK/MB 258/39. CAG & PCI (LAD) 후 ICU care 위해 adm

Past medical history

DM/ HTN/ Tbc/ hepatitis (+/+/−/−)

op/ adm (−/−)

Allergy – No

Family history – None

Risk factors

DM : Yes, 10yrs AC 92cm

HT : Yes, 10yrs HC 96cm

Obesity : 78kg, 165cm

Smoking : Yes, 40pack year

Ex−smoker : quit 2month ago

Peripheral vascular disease : None

Cerebrovascular disease : (+), 7−8년 전 CVA로 Lt. leg weakness (+)

Lipid : total chol − 182, HDL−chol − 33, TG − 126, LDL−chol − 129

hsCRP : 1.13 (7/26) → 2.06 (7/28)

peak CPK/ CK−MB : 3374/310

HbA1c : 6.1

Physical exam

Ros) G. weakness/ easy fatigue (−/−)

HA/ Dz (+)

C/ S/ R (−/−/−)

febrile/ chilling sense (−/−)

chest discomfort/ dyspnea (+/−)

Abd pain (−)

A/ N/ V/ D/ C (−/−/−/−/−)

urination − imfact

defecation − imfact

P/ Ex) V/S :

M/S : alert

G/A : Acute ill looking app.

HEENT : isocoric pupil c̄ L/R (++/++)

Not anemic

Anicteric

Chest : BSE

CBS s̄ ⓡ or ⓦ

RHB s̄ ⓜ

Abd : T/RT (−/−)

NABS

organomegaly (−)

Back & Ext) CVAT (−/−)

no PTPE

Assessment & plan

#1. chest pain → STEMI

: Cardiac enzyme. Echo CG. ECG. lab. CXR F/u

→ CAG, PCI

: Enoxa, IVNG

검사결과 요약

#1. STEMI (3VD)

CAG> LAD : mid tubular 90% stegnosis (TIMI III)

LCx : big OM2 diffuse total occlusion (TIMI II)

RCA : mid total occlusion (TIMI O)

RV diffuse maltifocal stenosis (TIMI III)

Collateral flow from LAD to RCA (TIMI I)

Nup> → mLAD에 1cupher로 PCI. collateral flow 있으므로 RCA/LCx는 medial f/u

#2.

O> PWV −/1396 → vascular stiffness

ABI 0.66/0.71

M> pph. angio CT 시행 → ABI보다 혈관 유지되는 소견 보여 medial f/u

P> 외래에서 reading 확인

#3. Dyslipidemia

O> T−chol : 182, TG/ HDL/ LDL : 126/33/129

M> Vytorin 10/10

P> lipid B f/u

퇴원 처방: (× 12 days)

- ASAEC 100mg qd
- Clopidogrel 75mg qd
- Eloton 20mg bid
- Metoprolol 50mg bid
- Vytorin 10/10 qd
- Isoket spray 15ml

퇴원 검사 : CBC, HbA1c, lipid B, BUN/Cr, AST/ ALT/ CPK, hsCRP, ECG)

1. 용어 정리

ST: segment elevation 심전도에서 심실의 전도를 의미하는 wave
CPK: creatinine phosphokinase
CK-MB: creatinine kinase MB isoenzyme
CVA: Cardiovascular Attack 협심증 및 심근경색질환을 의미
CRP: 증가 시 염증성 질환이 있음을 의미하는 실험수치
EKG: ECG (Electrocardiogram), 심전도검사
febrile: 발열의
stenosis: 석회화

2. 현재 환자의 약물 리스트 (퇴원시 약물)

Aspirin & Dipyridamole 100mg qd
Clopidogrel 75mg qd
Eloton (Isosorbide mononitrate) 20mg bid
Metoprolol 50mg bid
Vytorin (Ezetimibe & Simvastatin) 10/10 qd
Isoket spray (Isosorbide dinitrate) 15ml

3. 심근경색 정의

Myocardial infarction (MI)나 ST segment elevation myocardial infarction (STEMI)라 불리는데, 심근 및 심근주위조직의 괴사로 인해 극심하고 지속적인 허혈성 심장질환을 의미하며 발생시 관상동맥이 막힘 (Cellular death or necrosis of cardiac muscle and surrounding tissue secondary to severe or prolonged ischemia. Result of complete occlusion of a coronary artery).

4. 심근경색 치료 약물들

ACE inhibitors

Benazepril, Captopril, Enalapril, Fosinopril, Lisinopril, Moexipril, Perindopril, Quinapril, Ramipril, Trandolapril

Antiplatelet therapy – Aspirin, Clopidogrel

β-blockers

Atenolol, Acebutolol, Bisoprolol, Betaxolol, Carteolol, Carvedilol, Labetalol, Metoprolol, Nadolol, Penbutolol, Pindolol, Propranolol, Timolol

Calcium channel blockers

Nondihydropyridines – Diltiazem, Verapamil
Dihydropyridines – Amlodipine, Felodipine, Isradipine, Nicardipine, Nifedipine, Nisoldipine

Anticoagulant agents – Heparin, LMWH (low molecular weight heparin), Warfarin

기타 : Lidocaine, Morphine, Nitrates

이상지질혈증 Dyslipidemia

환자번호: _ 성별: M 나이: 58세 신장: 172cm 체중: 64kg 입원일 : ○/○/○

Chief complain

chest pain (onset:)

Present illness

2년 전 NS에서 cerebellar ICH hydrocephalus Dx 후 op 받음. op 받은 1달 후 RM 전과 후 재활치료 받음. 06.11.4 자다가 chest pain 발생. 다음날 한방병원 들려 침 맞았으나 호전 없었음. 다시 증상 발생하여 2일 전 병원 내원 입원하여 ECG상 V_1~V_4 ST elevation Echo CG 상 apido-septal wall akmesia 소견 보여 r/o STEMI로 전원됨

Past medical history

DM/ HTN/ Tbc/ hepatitis (−/+/−/−)

OP/ Adm (+/+)

current med :

*Lipid profile
cholesterol : 202
TG : 70
HDL−C : 50
LDL−C : 141

Social history

smoking (−)

drinking (+)

occupation :

Systemic review

General weakness / easy fatigue (−/−)

Headache/ Dizziness (−/−)

fever/ chill (−/−)

Cough/ Sputum/ Rhinorrhea (−/−/−)

chest pain/ dyspnea (−/−)

abdominal pain (−)

Anorexia/ Nausea/ Vomiting/ Diarrhea/ Constipation (−/−/−/−/−)

urination

defecation

Physical exam

Vital sign : / − − −

General appearance:

mental state : alert

Head & ENT : isocoric pupil č L/R (−/−)
anicteric sclera, non anemic conjunctiva

Chest : BSE
CBS without rale & wheezing
RHS without murmur

Abdomen : soft & flat
T/RT (−/−)

B/E : CVAT (−/−)
PTPE (−/−)

X-ray

ECG

V_1~V_4 ST elevation, poor R prog, V_1−V_2Q

Lab

CBC : − − −

é(electrolytes) : 139 − 3.7 − 104 −

BUN/Cr : 13 / 0.9

OT/PT/T−bil : 40 / 60 /

pro/ Alb : /

CRP :

Problem list

#1. recent STEMI

#2. dyslipidemia

#3. H/o cerebellar Hemorrhage

#4. R/o 4th CN palsy

Assessment & plan

#1. AMI → Aspirin, clopid, NG, enoxa
β−blocker, ACE I, O_2 Mx

Impression

퇴원 처방 : aspirin 100mg
plavix 75mg QD
Eloton 20mg BID
metoprolol 25mg QD
Vytorin 1T sp

1. 용어 정리

Hydrocephalus: 뇌수종
Conjunctiva: 결막
Wheez: 쌕쌕거림
rale: 청진기에 들리는 수포음
CN palsy: Cranial nerve palsy (뇌신경마비)
Hemorrhage: 출혈

2. 현재의 환자 약물 리스트 (퇴원시 약물)

Aspirin 100mg
Plavix (Clopidogrel) 75mg QD
Eloton (Isosorbide mononitrate) 20mg BID
Metoprolol 25mg QD
Vytorin (Simvastatin & Ezetimibe) 1T sp

3. 이상지질혈증 정의

이상지질혈증(dyslipidemia)은 혈액내에서 지방(lipid)을 각 세포에 운반해 주기위해 지방과 단백질이 결합하는데, 이 지단백 대사(lipoprotein metabolism)의 이상으로 발생. 혈장내에 총 콜레스테롤, 저밀도 지단백 콜레스테롤(LDL-Cholesterol), 중성지방(triglyceride)이 상승하거나 고밀도 지단백 콜레스테롤(HDL-Cholesterol)의 감소로 나타남

4. 이상지질혈증 치료 약물들

Bile acid binding resin
Cholestyramine, Colestipol

Nicotinic acid (Niacin)

Probucol

Fibric acid 유도체
Gemfibrozil, Clofibrate

HMG-CoA reductase inhibitor
Lovastatin, Simvastatin
Pravastatin, Fluvastatin

Cholesterol absorption blocker
Ezetimibe

Case 15

당뇨 Diabetes Melitus

환자번호: _ 성별: F 나이: 23세 신장: _ 체중: _ 입원일 : ○/○/○

Chief complain

abd. pain (onset:)

Present illness

7년 전 type Ⅰ DM 진단 받고 본원 F/u 하면서 insulin 25/15IU로 조절중. 수차례 DKA d/t tonsilitis로 입원하여 치료를 받은 Hx. 일주일 전 발생한 DKA로 local에 입원하여 치료받았으나 증상 호전 없어 본원 ER transfer되어 iv hydration 및 iv ranitidine + MXL로 증상 호전되어 퇴원함. 퇴원 후 새벽에 저혈당(20mg/dl) 있어 음료수 먹은 후 ER 방문

Past medical history

DM/ HTN/ Tbc/ hepatitis (+/−/−/−)

OP/ Adm (−/+)

current med :

Social history

smoking (−)

drinking (−)

occupation :

Systemic review

General weakness / easy fatigue (+/−)

Headache/ Dizziness (−/+)

fever/ chill (−/−)

Cough/ Sputum/ Rhinorrhea (−/−/±)

chest pain/ dyspnea (−/−)

abdominal pain (+)

Anorexia/ Nausea/ Vomiting/ Diarrhea/ Constipation (+/+/+/+/−)

urination ┐
defecation ┘ WNL

Physical exam

Vital sign : 120 / 80 − 90 − 20 − 37.3

General appearance:

mental state : alert

Head & ENT : isocoric pupil č L/R (++/++)

anicteric sclera, non anemic conjunctiva

Chest : BSE

CBS without rale & wheezing

RHS without murmur

Abdomen : soft & flat

T/RT (+/−) epigastric

B/E : CVAT (−/−)

PTPE (−/−)

X-ray

ECG

Lab

CBC : 16600 − 11.8 − − 343K

é(electrolytes) : 135 − 4.0 − 101 − 2

BUN/Cr : 10 / 0.8

OT/PT/T−bil : 11 / 13 / 0.4

pro/ Alb : 7.1 / 3.8

CRP : 0.17

Glucose : 630

Problem list

#1. DKA

#2. abd. pain

Assessment & plan

#1. DKA → ABGA f/u
hydration
insulin injection
é check
prn) HCO^- 투여 고려

#2. d/t DKA or AGE or peptic ulcer disease → DKA 교정

Impression

DKA

1. 용어 정리

DKA: Diabetic Ketotic Acidosis 당뇨병키톤산증
Tonsilitis: 편도선염
Fatigue: 피로감
IV hydration: 정맥수분요법
Epigastric: 식도성
Peptic ulcer disease: 궤양성위장관질환

2. 현재 환자의 약물 리스트

insulin injection

3. 당뇨병 정의

당뇨병(Diabetes) 절대적 또는 상대적으로 인슐린이 부족함으로써 야기되는 증후군(a syndrome caused by an absolute or relative lack of insulin)으로 주요증상은 고혈당(hyperglycemia) 및 다뇨, 다식, 다음(3Ps: polyuria, polydipsia, polyphagia), 체중감소(weight loss), 피로감(fatigue), 재발성 감염(예 vaginal candidiasis)이며 구체적인 진단기준은 다음과 같음

	Fasting	$\frac{1}{2}$, 1, 1$\frac{1}{2}$ hr	2 hr
Normal	〈 100 (5.6)	〈 200 (11)	〈 140 (7.8)
Impaired glucose tolerance	〈 126 (7.0)	≥ 200 (11)	140-200 (7.8-11)
Impaired fasting glucose	100-125 (6.1-7.0)		
Diabetes (nonpregnant adult)	≥ 126 (7.0)	≥ 200 (11)	≥ 200 (11)

4. 당뇨병 치료 약물들

치료종류: diet, exercise, and drugs along with self-monitoring of blood glucose and self-care.

Insulin

Rapid-Acting : Insulin lispro, Insulin aspart, Insulin glulisine
Short-Acting : Regular
Intermediate-Acting : NPH (Isophane insulin suspension), Lente (Insulin zinc suspension)
Long-Acting: Ultralente (Insulin zinc suspension, Extended), Insulin glargine, Insulin detemir
혼합형:
NPH/Regular Mixture (70%/30%) Combination Insulins
Insulin Aspart protamine/Insulin Aspart Misture (70%/30%)
NPH/Regular Mixture (50%/50%)
Insulin NPH/Insulin Lispro Mixture (75%/25%)

Sulfonylurea

Acetoheximide, Chlorpropamide, Tolazamide, Tolbutamide, Glipizide, Glyburide, Glimepride, Gliquidone

α-Glucosidase inhibitors

Acarbose, Miglitol

Biguanides

Metformin

Nonsulfonylurea insulin secretagogues (Meglinides)

Repaglinide, Netaglinide

Thiazolidinediones

Rosiglitazone, Pioglitazone

Case 16

갑상선 기능 저하증 Hypothyroidism

환자번호: _ 성별: F 나이: 46세 신장: 152cm 체중: 45.2kg 입원일 : ○/○/○

Chief complain

Bwt. loss (onset: 2 month)

Present illness

15년 전 갑상선 기능 항진증 진단 후 항갑상선제제 복용하였으나 반 응 없어 원자력 병원에서 방사선 요오드 치료 이후 갑상선 기능 저하증 생겨 약 복용하는 분으로 최근 약 2달 가량 체중 감소 10kg 가량 있어 검사 위해 입원 2달 전부터 1일에 1끼 가량 먹었다고 하며 소주 반병 거의 daily 1년, 6~8 PY smoker임 37세 때 폐경 있었다고 하며 원인은 갑상선 기능 저하증이라 들었다고 함 현재 불면증 있어 정신과 medication 중.

Past medical history

DM/ HTN/ Tbc/ hepatitis (−/−/−/−)

OP/ Adm (+/+): 20년 전 appendectomy, 8년 전 ectopic pregnancy로 op. Hx

Current med

denta ace정 (치과약), propranolol 60 mg tid, diazepam 2−2−4 mg, lorazepam 2 mg pp, domperidone 10 mg tid, AAP 500 mg tid, triazolam 250 ㎍ pp

Social history

smoking (+): 6~8 PY smoker

drinking (+): 소주 반병 거의 daily 1년

occupation : others: 남편 없고 자식만 있음

Systemic review

General weakness / easy fatigue (−/−)

Headache/ Dizziness (−/−)

fever/ chill (−/−)

Cough/ Sputum/ Rhinorrhea (−/−/−)

chest pain/ dyspnea (−/−)

abdominal pain (−)

Anorexia/ Nausea/ Vomiting/ Diarrhea/ Constipation (−/−/−/−/−)

urination, defecation — WNL

Physical exam

Vital sign : 110 / 70 − 60 − 18 − 36.8

General appearance: Not so ill looking appearance

mental state : alert

Head & ENT : isocoric pupil č L/R (++/++)

anicteric sclera, non anemic conjunctiva

Chest : BSE

CBS without rale & wheezing

RHS without murmur

Abdomen : soft & flat

T/RT (−/−)

B/E : CVAT (−/−)

PTPE (−/−)

X-ray

EKG− sinus bracycardia

chest PA− WNL

GFS− WNL

ECG

Lab

CBC : 8590 − 13.0 − 298K

é(electrolytes) : − − −

BUN/Cr : /

OT/PT/T−bil : / /

pro/ Alb : 7.7 / 5.0

CRP :

Ca/P: 10.3/4.3

Routine TFT battery

T3: 54.7

Free T4: 0.62

TSH: 46.4

06/11/23 TSH: 0.23

Problem list

1. hypothyroidism
2. insomnia (NP medication 중)
3. wt. loss

Assessment & plan

1. hypothyroidism
2. insomnia
3. wt. loss

Impression

1. T4 복용
2. Self medication 정리
3. medication 확인 및 GFS, CFS, abd sono, CT 고려

<Endoscopy report>

1) Ext. hemorrhoids

2) Atrophic gastritis

퇴원 약물들

T4 2.5T qd

propranolol 20 mg bid

lorazepam 2 mg hs

diazepam 2 mg bid

ranitidine 75 mg bid

soxinase 2T tid X 14일

1. 용어 정리

Bwt. loss: body weight loss (체중감소)
medication: 약물치료중
ectopic pregnancy: 자궁외 임신
6~8 PY smoker: 6–8 per year smoker (1년에 6–8갑 흡연)
mental state: 정신상태
alert: 정상 (모든 것에 인지가능: TPO)
insomnia: 불면증
Ext. hemorrhoids: 외치질
bracycardia: 서맥

2. 현재 환자의 약물 리스트

denta ace정 (치과약)
propranolol 60 mg tid
diazepam 2–2–4 mg
lorazepam 2 mg pp
domperidone 10 mg tid
AAP 500 mg tid
triazolam 250 μg pp

퇴원시 약물

T4 2.5T qd
propranolol 20 mg bid
lorazepam 2 mg hs
diazepam 2 mg bid
ranitidine 75 mg bid
soxinase 2T tid X 14일

3. 갑상선기능저하증 (Hypothyroidism)의 정의

체내의 주요 대사를 주관하는 갑상선호르몬 Triiodothyronine(T_3)와 Thyroxine(T_4)의 혈중농도 감소로 인해 여러 증상을 야기하는 질환으로 시상하부, 뇌하수체, 또는 갑상선 이상과 식이섭취 부족(요오드)에 의해 발생될 수 있음

종류: Hashimoto's Disease

임상적 증상: weakness, tiredness, cold intolerance, 두통, 맛 및 냄새상실, 목소리 거칠어짐, 체중증가, 변비, 말 느려짐

Lab 검사: TT_4감소, FT_4I감소, FT_4감소, TT_3감소, FT_3I감소, TSH증가

치료: Triiodothyronine(T_3)와 Thyroxine(T_4)의 약물공급에 의한 혈중농도의 유지 및 Myexedema Coma의 예방

4. 갑상선기능저하증 (Hypothyroidism)의 치료 약물들

갑상선 호르몬 공급: L–thyroxin
보조치료법: 빈맥(심장), 무호흡(폐), 부신(adrenal gland) 질환 치료

갑상선 기능 항진증 Hyperthyroidism

Case 17

환자번호: _ 성별: F 나이: 55세 신장: 140cm 체중: 31kg 입원일 : ○/○/○

Chief complain

General weakness (onset: 10 days)

Present illness

평소 집에서 제대로 의사소통 되지 않은 상태로 30년 전부터 편도 선염, 건선으로 개인병원 다니며 간헐적으로 steroid 등 투약해 옴 1년 전 sore throat, poor oral intake with general weakness 있어 개인병원에서 candida stomatitis 진단 하에 본원으로 전원함. 당시 응급실 방문시 빈맥, 저혈압, 전신 위약감으로 시행한 ACTH stimulation test에서 adrenal insufficiency 소견 있었음 이후 식사 잘 못해 약국에서 입맛나는 약 사서 장기간 복용했음 내원 10일 전부터 의식 떨어져 응급실 방문. General weakness 심해 중환자실로 입원함

Past medical history

DM/ HTN/ Tbc/ hepatitis (−/−/−/−)

OP/ Adm (−/−)

current med : (−)

Social history

smoking (−)

drinking (−)

occupation :

Systemic review

General weakness / easy fatigue (+/+)

Headache/ Dizziness (−/−)

fever/ chill (−/−)

Cough/ Sputum/ Rhinorrhea (−/−/−)

chest pain/ dyspnea (−/−)

abdominal pain (−)

Anorexia/ Nausea/ Vomiting/ Diarrhea/ Constipation (−/−/−/−/−)

urination ┐
defecation ┘ WNL

Physical exam

Vital sign : / − 152 − 18 − 36

General appearance: Chronic ill looking appearance

mental state : confused

Head & ENT : isocoric pupil č L/R (++/++)

anicteric sclera, non anemic conjunctiva

Chest : BSE

CBS without rale & wheezing

RHS without murmur

Abdomen : soft & flat

T/RT (−/−)

B/E : CVAT (−/−)

PTPE (−/−)

X-ray

no active lesion in lung

ECG

Lab

CBC : 10100 − 8.54 − 25.6 − 259K

é(electrolytes) : 137 − 3.5 − 100 − 17

BUN/Cr : 23 / 0.6

OT/PT/T−bil : 43 / 9 / 1.1

pro/ Alb : 5.3 / 2.5

CRP : 13.18

Problem list

R/O adrenal insufficiency

R/O hyperthyroidism

R/O intraoral stomatitis

Assessment & plan

1. ACTH stimulation test
2. anti−microsomal Ab, TBI I

Impression

1. R/O adrenal insufficiency
2. Grave's disease

<Progress note>

TFT: T3− 385, free T4− 3.81, TSH− 0.07

anti−microsome Ab: 79.0

TBI I: 30.6

1. 용어 정리

sore throat: 목이 아픔(편도염처럼)
poor oral intake with general weakness confused: 비교적 기운이 없고 횡설수설하며 입으로 먹는 것이 적음
Chronic ill looking appearance: 심하게 아픈 것처럼 보임

2. 현재 환자의 약물 리스트

methimazole 15 mg bid

3. 갑상선기능항진증 (Hyperthyroidism)의 정의

체내의 주요 대사를 주관하는 갑상선호르몬 Triiodothyronine(T_3)와 Thyroxine(T_4)의 혈중농도 증가로 인해 여러 증상을 야기하는 질환으로 시상하부, 뇌하수체, 또는 갑상선 이상과 식이섭취과다(요오드)에 의해 발생될 수 있음

종류: Graves' Disease

임상적 증상: Heat tolerance, 체중감소, 빈맥, 말초부종, 설사, 진전, 안절부절

Lab 검사: TT_4 증가, TT_3증가, FT_4/FT_4증가, FT_3I증가, TSH억제, RAIU>50%

치료 수술 및 PTU에 의한 적절한 혈중농도의 유지 및 Thyroid Storm의 예방

4. 갑상선기능항진증 치료 약물들

1차 치료법 : PTU, Methimazole, RAI, Surgery

보조요법(Adjuncts): Lugol's Soln, Beta-Blocker, Calcium Channel Blockers, Corticosteroid

Thyroid Storm 치료: Thioamide, Iodides, Propranolol, Hydrocortisone, Supportive therapy

골다공증 Osteoporosis

환자번호: _ 성별: F 나이: 77세 신장: _ 체중: _ 입원일 : ○ / ○ / ○

BRIEF OF PATIENTS HOSPITAL HISTORY

C.C : CBP

BHx : 5YA 전부터 CBP 있었음. 본원 OPD flu 중
osteoporosis Dx → Mx 받음.
Compression fx of spine
poor intake & pain severe 로 adm.
DM/ HT/ Hepatitis/ Tb (−/−/−/−)
T score −6.08

FINAL ASS :

PLAN :

INFORMATION OF MEDICATION

Maxmarvil 1T
Xefo 3T
Tridolst 3T
Stilnox 3T
TRAST 56p

1. 용어 정리

T score: 젊은 연령의 최대 골량과 대비하여 어느 정도 감소되어 있는 지를 점수화한 값. −2.5보다 낮을 때 골다공증이라 함

CBP: Chronic bacterial prostatitis, CREB (cAMP response element binding protein) binding protein

2. 현재 환자의 약물 리스트

Maxmarvil (Sodium alendronate & calcitriol) 1T
Xefo (Lornoxicam) 3T
Tridolst (Tramadol) 3T
Stilnox (Zolpidem tartrate) 3T
TRAST (piroxicam) 56p

3. 골다공증

골량 (bone mineral density)의 감소와 골형태를 유지하는 미세구소 (microarchitecture)의 손상으로 경미한 충격에도 쉽게 골절이 일어나는 전신적인 골질환

4. 골다공증 치료 약물들

Estrogen

Bisphophonate
Etidronate, Clodronate, Pamidronate, Alendronate, Tiludronate, Risedronate

Selective Estrogen Receptor Modulator SERM
Tamoxifen, Raloxifene

Calcitonin

NaF

Parathyroid Hormone PTH

Calcitriol

Ipriflavone

Thiazide diuretics

Case 19

파킨슨 질환 Parkinson's disease

환자번호: _ 성별: F 나이: 80세 신장: _ 체중: _ 입원일 : ○/○/○

Chief complain

general weakness (onset:)

Present illness

20YA tremor (Lt > Rt)로 내원 parkinson's disease 진단 하에 본원 신경과 통원치료 중 점차 증상 악화되어 10YA dyskinesia 발생. 6YA memory impairment, 5YA BPSD 발생, 3YA 바깥 출입을 못 할 정도로 집에서 지냈으며 1년 정도 전부터 거의 침대 생활함 내원 1개월 전부터 그나마 거동도 전혀 못 하며 깔아짐. 1주 전부터 poor oral intake, 이때쯤부터 sore가 생길 정도였으며 집에서 care 후 호전 됨 최근 들어 헛소리가 더욱 심하고 apnea가 있는 등 general condition 많이 떨어져 ER visit

Past medical history

DM/ HTN/ Tbc/ hepatitis (−/−/−/−)

OP/ Adm (−/−)

current med : bromocriptine 2.5mg tid, propranolol 20mg bid, amantadine 100mg bid, madopar 187.5mg qd, seroquel 50mg sp

Social history

smoking (−)

drinking (−)

occupation :

Systemic review

General weakness / easy fatigue (−/−)

Headache/ Dizziness (−/−)

fever/ chill (−/−)

Cough/ Sputum/ Rhinorrhea (−/−/−)

chest pain/ dyspnea (−/−)

abdominal pain (−)

Anorexia/ Nausea/ Vomiting/ Diarrhea/ Constipation (−/−/−/−/−)

urination

defecation

Physical exam

Vital sign : 140 / 90 − 80 − 20 − 36.8

General appearance: chronic ill−looking speech: mild dysarthria, sluggish speech

mental state : alert

Head & ENT : isocoric pupil č L/R (++/++)

anicteric sclera, non anemic conjunctiva

Chest : BSE

CBS without rale & wheezing

RHS without murmur

Abdomen : soft & flat

T/RT (−/−)

B/E : CVAT (−/−)

PTPE (−/−)

EDM: full without nystagumus

facial palsy (none) masked face

facial sense: sym & intact

LCNE: intact− 간헐적인 aspiration

motor: general weakness (Gr 4−)

sensory: symmetric & intact

DTR: hypoactive

Plantar response: both flexor

A/C: −/−

MIS: none

Tremor: both hand (Lt > Rt)

Rigidity: both elbow

wrist >> knee, ankle

cogwheel (+)

bradykinesia (+)

X-ray

ECG

Lab

CRP 2.03 이외 WNL

CBC : − − −

é(electrolytes) : − − −

BUN/Cr : /

OT/PT/T−bil : / /

pro/ Alb : /

CRP :

Problem list

Assessment & plan

Conservative Mx

Impression

퇴원약물

bromocriptin 2.5mg × 3

propranolol 20mg × 2

amantadine 50mg × 2

madopar 1T × 4

baclofen 2.5mg × 2

aromin 1T × 1

MGO 250mg × 3

1. 용어 정리

Dyskinesia: 운동실조기능
Apnea: 호흡부전
Memory impairment: 기억력 상실
Chronic ill-looking: 만성질환자의 모습
Dysarthria: 관절통증
Sluggish speech: 기운없이 횡설수설 말함
Masked face: 가면얼굴- 감정 표현이 잘 되지 않는 얼굴
Cogwheel: 톱니바퀴
Bradykinesia: 느린동작증, 운동부진증
Poor oral intake: 경구로 음식 섭취 어려움
Aspiration: 흡인성
Sore: 궤양 (피부성 궤양- 피부 헐음)

2. 현재 환자 약물 리스트 (퇴원시 약물)

bromocriptin 2.5mg × 3
propranolol 20mg × 2
amantadine 50mg × 2
madopar (Benserazide & Levodopa) 1T × 4
baclofen 2.5mg × 2
aromin (Fursultiamine, Hydroxocobalamin, Pyridoxal phosphate, Riboflavin) 1T × 1
MGO (Magnesium oxide) 250mg × 3
seroquel (Quetiapine fumarate) 50mg sp

3. 파킨슨씨병(PD)의 정의

파킨슨씨병(Parkinson's disease)은 뇌의 extrapyramidal system 중 특히 the basal ganglia의 이상(disorder)에 발생되는 만성 진행성질환으로 운동능력에 이상(a chronic, progressive disorder of motor function)을 초래하며 주로 중년이후에 발생. 병리적기전은 Lewy bodies (i.e., intraneuronal inclusion bodies) within the dopaminergic cells of the substantia nigra가 hallmark이며, 임상증상 및 질환경과는 4가지 주요 필수 특징증상이 있는데, Tremor, Muscular Rigidity, Bradykinesia, Postural disturbances 등이다. 추가적으로 발생되는 주요 증상들에는 필기이상, 침흘리기(drooling), seborrhea, 언어이상(speech disturbance: soft, monotone voice), 삼키기 어려움(dysphagia), 변비(constipation), 감각이상(sensory complaints (numbness and paresthesia), 정신이상(psychiatric disturbances), 근심걱정(anxiety), 우울증, 치매 등이 동반될 수 있음

Parkinson's Disease 질환경과과정

Stage I	Unilateral involvement only; minimal or no functional impairment
Stage II	Bilateral involvement, without impairment of balance
Stage III	Evidence of postural imbalance; some restriction in activities; capable of leading independent life; mild-to-moderate disability
Stage IV	Severely disabled, cannot walk and stand unassisted; significantly incapacitated
Stage V	Restricted to bed or wheelchair unless aided

4. 파킨스씨병(PD) 치료 약물들

Amantadine
Anticholinergic Agents Benztropine, Procyclidine, Trihexyphenidyl
Antihistamines Diphenhydramine, Orphenadrine
Dopamine Replacement Carbidopa-Levodopa
Dopamine Agonists Bromocriptine, Pergolide, Pramipexole, Ropinirole
COMT Inhibitors Entacapone, Tolcapone
MAO-B Inhibitor Selegiline

정신분열증 Schizophrenia

환자번호: _ 성별: F 나이: 40세 신장: _ 체중: _ 입원일 : ○/○/○

BRIEF OF PATIENTS HOSPITAL HISTORY

C.C : 헛소리 하고 이상행동 보임. (onset: 1YA)

HT/DM (−/−)

smoke/alcohol (−/−)

BHx : 15년 전 결혼, 결혼 초부터 남편 폭력에 시달림. 4년 전 오빠가 남편을 경찰에 신고한 후 합의 이혼. 1년 전 아들 출산하여 재결합을 권유하자 남편이 자신과 자신 부모에게 무릎 꿇고 사과하지 않으면 재결합하지 않겠다고 하고 자신의 아이가 아니라며 부정. 이에 환자는 충격을 받고 혼자 베란다에 나가 중얼거리는 모습 보였으며 어머니에게 욕설하거나 쓰레기에 지나치게 신경

GE: 보통키, 보통체격 good hygiene/ good eye contact

Mood : SI, elated mood, inappropriate affect

speech : talkative, relevant

Bipolar disorder perception : aud, hallucination (denied)
vis, 〃 (denied)
illusion (denied)

PLAN : Aripiprazole 15mg start

INFORMATION OF MEDICATION

Aripiprazole 15mg → 30mg → risperidol 교체

stilnox 10mg

퇴원시 처방 :

risperidone 5mg

benztropine 1mg

1. 용어 정리

Hygiene: 위생상태
Aud, hallucination: 청각적 환청
Vis, hallucination: 시각적 환각
Illusion: 망상
denied: 부정하다
inappropriate affect: 부적절한 행동

2. 현재 환자의 약물 리스트

Aripiprazole 15mg

퇴원시 약물

Risperidone 5mg
Benztropine 1mg

3. 정신분열증의 정의

정신분열증(Schizophrenia)은 사고력, 감지력, 감정, 행동에 있어 심각한 변동에 의해 가장 심각한 정신적 병리현상을 발생하는 뇌질환(a disease of the brain, is considered to be the most severe expression of psychopathology, encompassing significant disruptions of thinking, perception, emotion, and behavior)으로 증상은 크게 양성 및 음성증상으로 구성되며 진단은 DSM-IV-TR Criteria에 의해 분류됨

양성적 증상(Positive Sx)	음성적 증상(Negative Sx)
Combativeness, agitation, and hostility Tension Hyperactivity Hallucinations Delusions Disorganized speech (loose associations, tangential, blocking) Unusual behavior	Psychomotor retardation Affective flattening Avolition Lack of socialization Alogia (poverty of speech) Loss of emotional connectedness Loss of excutive functions

진단기준: DSM-IV-TR Criteria for Schizophrenia
A. Characteristic symptoms B. Social/Occupation Dysfunction C. Duration D. Schizoaffective Disorder and Mood Disorder Exclusion E. Substance/General Medical Condition Exclusion F. Relationship to a Pervasive Development Disorder

4. 정신분열증 치료 약물들

Typical- Low potency 전신분열증 치료제

Chlorpromazine, Thioridazine

Typical- High potency

Trifluoperazine, Fluphenazine, Thiothixene, Haloperidol, Loxapine, Molindone

Atypicals

Clozapine, Risperidone, Olanzapine, Quetiapine, Ziprasidone, Aripiprazol

Case 21

우울증 Depression

환자번호: _ 성별: M 나이: 64세 신장: _ 체중: _ 입원일 : ○/○/○

BRIEF OF PATIENTS HOSPITAL HISTORY

C.C : (onset: 20DA)

G.A : 작은 키에 마른 체격

good hygiene/ good eye contact

기운 없는 모습으로 앉아 이야기하고 간혹 눈시울을 붉히기도 함

면담에 협조적임

Mood : depressed, not anxious appropriate affect

Speech : responsive, relevent

Perception : auditory hallucination (denied)

visual 〃 (denied)

illusion (denied)

Thought : persecutory idea (−)

tolea of reference : 사람들이 내가 지나가면 나보고 이상하다고 수군댄다.

Somatic concern : 배가 이상하게 꾸르륵 거리고 대변 x. 헛구역질.

worthlessness/ hopelessness (+/+)

sleep disturbance : 잠을 잘 수가 없다. 계속 뒤척이며 하루에 2~3시간 정도밖에는 못 잠

suicide idea/ plan (+/−)

100−7S : 100−93−86−79−62

BHx : 사소한 일에 걱정을 하고 불안해 함. 상기 환자는 20여년 동안 둘째 동생의 공장에서 일함. 내원 2개월 전 같이 일하던 아들이 공장을 그만두었으며 제천에 있던 공장이 포천으로 이사갈 것이라는 통보 받음. 새로운 일의 내용을 잘 몰라 일을 그만두어야 하는 상태가 됨. 새로 집을 얻어야 할 판에 셋째 동생의 보증을 서서 환자가 갚아야 하는 상황. 점차로 불안감이 심해지고 대변도 잘 못 보고 속에서 헛구역질이 올라오기 시작함. 식사량도 현저히 줄어 20일 사이 몸무게가 55 → 46kg로 감소. 잠도 자지 못해 늘 피곤하고 안절부절 못하고 자신은 곧 죽을 것 같다고 하며 불안감 심해짐

FHx : 첫부인; 17년전 환자의 외도사실 오해하여 농약 먹고 자살

막내 아들; 12년 전 입대하는 날 어머니 산소 앞에서 농약 먹고 자살

FINAL ASS : R/O 우울증

PLAN : 1. 뇌파 MRI 2. 우울증 → 심리검사 3. 약물치료 4. 정신치료 (면담, 상담)

INFORMATION OF MEDICATION

Mirtazapine 15mg start → 30mg

Lorazepam 1mg

1. 용어 정리

DOA: 입원일 (Date of Admission)
Depressive: 우울증적
Anxious: 근심적인
Appropriate affect: 적절한 행동
Responsive: 특정 자극에 대한 반응적인
Relevent: 타당한
Auditory hallucination: 청각적 환청
visual hallucination: 시각적 환각
illusion: 망상
Persecutory idea: 피해망상
Tolea of reference: delusion of reference- 관계망상
Somatic concern: 신체적 증상
Sleep disturbance: 수면불균형
Suicide idea: 자살생각

2. 현재 환자의 약물 리스트

Mirtazapine 15mg start → 30mg
Lorazepam 1mg

3. 우울증의 정의

"Mood Disorders"안에는 우울증(Depressive disorders)과 bipolar disorders가 있는데, 이 중 우울증은 감정이 음성적 방향(negative)으로만 편향되어 있기 때문에 unipolar disease라고도 불림

4. 우울증 치료 약물들

〈우울증의 진단기준〉

A. 적어도 다음의 증상 중에서 5가지 증상이 2주 기간 내내 존재하고 일상적 기능의 변경을 동반하는 것. 다음 중 1개의 증상은 반드시 흥미의 손실 eh는 우울한 기분을 동반하는 것
- 거의 하루 내내 우울함
- 거의 내내 일상적 즐겁던 일의 흥미 소멸
- 다이어트 중이 아닌데 식욕의 증가 또는 손실에 의한 체중의 변화
- 하루 내내 불면 또는 과도 수면
- 하루 내내 피로감 또는 의욕에너지의 소멸
- 사고 또는 집중 또는 결정력의 감소
- 거의 내내 부정적인 흥미 또는 의욕의 과다 감소
- 거의 내내 정신적에 기인한 과잉 움직임 eh는 부족
- 반복적인 자살 생각

B. 사회적, 직업적, 다른 기능적으로 결실이나 좌절감

C. 이런 증상들이 약물이나 질환에 기인하지 않는 것

〈Diagnostic Criteria for Mafor Depressive Disorder〉

A. At least five of the following symptoms have been present during the same 2-week period and represent a change from previous functioning. One of the symptoms must be either depressed mood or loss of interest/pleasure
- Depressed mood most of the day, nearly every day
- Loss of interest in pleasurable activities most of the day, nearly every day
- Change in weight or appetite (increase or decrease) when not dieting
- Insomnia or hypersomnia nearly every day
- Fatigue or loss of energy nearly every day
- Diminished ability to think or concentrate, or indecisiveness
- Feeling of worthlessness or excessive or inappropriate guilt nearly every day
- Psychomotor agitation or retardation nearly every day
- Recurrent thoughts of death or suicidal ideation

B. Symptoms cause clinically significant distress or impairment in social, occupational, or other important areas of functioning

C. Symptoms are not caused by an underlying medical condition or substance (e.g., medications or recreational drugs)

SSRI : Fluoxetine, Sertraline, Paroxetine, Citalopram, Escitalopram

Tricyclics: Desipramine, Nortriptyline, Amitriptyline, Imipramine, Doxepin

Others: Bupropion, Venlafaxine, Nefazodone, Mirtazapine

간질 epilepsy

환자번호: _ 성별: M 나이: 20세 신장: _ 체중: _ 입원일 : ○/○/○

Chief complain

Sz attack (onset: 30분 전)

Present illness

previous healthy state. 공군사병으로 외출(휴가) 나와 비디오 보다가 갑자기 양팔을 휘젓는 자세에서 eyeball deviation 되면서 GTC type Sz attack으로 ER 방문

Sz 양상 : aura (−), automatism (−), frequency ; 1st attack,

eyeball deviation : upward, tongue bite (−),

urination (−), drooling (−)

<postictal stage> : HA (+), confusion (−), sleep tendency (+), Amnesia (+) Todd's palsy (−)

Past medical history

DM/ HTN/ Tbc/ hepatitis (−/−/−/−)

OP/ Adm (−/−)

current med :

Social history

smoking (−)

drinking (−)

occupation :

Systemic review

General weakness / easy fatigue (−/−)

Headache/ Dizziness (+/+)

fever/ chill (−/−)

Cough/ Sputum/ Rhinorrhea (−/−/−)

chest pain/ dyspnea (−/−)

abdominal pain (−)

Anorexia/ Nausea/ Vomiting/ Diarrhea/ Constipation (−/−/−/−/−)

urination

defecation

Physical exam

Vital sign : 120 / 80 − 94 − 18 − 36.1

General appearance:

mental state : alert speech : NL

Head & ENT : isocoric pupil č L/R (++/++)

anicteric sclera, non anemic conjunctiva

Chest : BSE

CBS without rale & wheezing

RHS without murmur

Abdomen : soft & flat

T/RT (−/−)

B/E : CVAT (−/−)

PTPE (−/−)

CNE

eye position : neutral

EDM : full ś nystagmus

facial sense : intact

facial palsy : −

weber test : No localization

Rinne test : (+/+)

soft palate elevation : no deviation

gag reflx : +

tongue protrusion : no denation

SCM & Trapezius movement : NL

Motor : R+ (v/v) L+ (v/v)

DTR :

Sensory : intact

A/C ; (−/−)

CII fx test : No dysmitria

gait : normal gait

Mis : ø

Lab

CK 120. ammonia 74 (65<)

Plan

#1. B−MRI (Sz sequance), seizure focus로 r/o brain structural lesion & EEG

conservative Mx, anti−epilepsy drug은 고려 중

Impression

#1. r/o epilepsy

입원 1일

O : No Sz attack

EEG ; within normal limit (waking & stage Ⅰ, Ⅱ sleep EEG)

A & P : #1. OPD f/w 하면서 Sx 관찰

#2. anti−epilepsy drug은 추후 고려

1. 용어 정리

GTC type Sz: General Tonic Seizure– Generalized tonic–clonic type seizures 전신 강직–간대 발작 경련: 전신 강직 경련
Aura: 조짐
Automatism: 자동증, 자동성
Frequency: 빈도수, 발작수
Eyeball deviation: 안구 변화
Drooling: 입밖으로 침이 새어 나오는 것
Amnesia: 기억상실증
Confusion: 혼동
Todd's palsy: Todd's palsy consists of focal neurological signs (such as opthalmoplegia or hemiplegia) following an epileptic fit. The patient appears to have had a stroke but recovers after 24 hours. It was named after Robert Todd, who described this in 1856 and is also known as Todd's paralysis.
NL: normal
Nystagmus: 눈떨림, 안진, 안구진탕
Intact: 다치지 않은 , 그대로 보존적인
Tongue protrusion: 혀가 튀어나옴
Gait: 걸음, 보행
Postictal stage: 발작 후 상태

2. 현재 환자의 약물 리스트

없음

3. 간질의 정의

간질(epileptic seizure)은 뇌의 뉴우론에서 비정상적으로 또는 과도하게 전기의 방전으로 인해 발생되는 임상적 증상(the clinical manifestation of abnormal or excessive discharge of a set of neurons from the brain). 발작의 유형에 따라 여러 종류로 나뉘어 지고 또한 치료약물 선택도 달라지므로 유형의 파악은 매우 중요. 즉, Epileptic Syndromes 이란 etiology, precipitating factors, age at onset, electroencephalographic (EEG) patterns, severity, chronicity, family history, and prognosis에 의해 다양하게 발작이 발생되는 것을 의미

종류

1) Generalized Tonic Clonic (Grand Mal) Seizures – Patient loses consciousness and falls at the onset. Tonic muscle spasms begin, followed by a period of generalized, bilateral, repetitive clonic movements. Urinary incontinence is common.

2) Absence (Petit Mal) Seizures – Absence seizures consist of episodes of brief losses of consciousness, but patients do not generally fall, and consciousness returns immediately after the seizure.

3) Simple Partial (Focal Motor or Sensory) Seizures – These are localized to a single cerebral hemisphere or a portion of a hemisphere. Brief and not associated with a loss of consciousness.

4) Complex Partial (Psychomotor or Temporal Lobe) Seizures – Complex partial seizures result from spread of abnormal focal discharges to the brain regions that affect consciousness. Consciousness is impaired and inappropriate behavior may be exhibited.

진단

1) 발작의 유형파악 정보습득: 가족, 선생님 및 주위 친인척으로부터 발작의 Onset, duration, 특징, 발작 후 행동, 눈/머리의 위치, Localization of convulsive activity, 의식유무, 발작 시 소변누출 등 발작이 일어나는 과정 및 유형에 대한 정보를 얻음

2) 임상적 검사시행: Neurological examination, medical history, computed tomography scans, magnetic resonance imaging to locate brain lesions 또는 anatomical defects, EEG.

4. Epilepsy 치료 약물들

Carbamazepine	Phenytoin	Valproate	Phenobarbital
Primidone	Gabapentin	Lamotrigine	Tiagabine
Topiramate	Levetiracetam	Oxcarbazepine	Zonisamide
Ethosuximide			

Case 23

소화성 궤양 Peptic ulcer disease

환자번호: _ 성별: M 나이: 60세 신장: _ 체중: _ 입원일 : ○/○/○

Chief complain

hematemesis (onset: 한 달 전)

Present illness

상기 환자 15년 전 DM Dx 받고 Mx 중으로 익년 DM CRF로 CAPD start. 현재 aspirin 100 mg qd 복용 중. 한 달 전부터 간헐적인 melena 있었다 하며, 금일 hematemesis 있어 ER 경유 입원함

Past medical history

DM/ HTN/ Tbc/ hepatitis (+/+/−/−)
OP/ Adm (+/+)
current med : 혈압, 당뇨약 (Gliquidone 30 mg, Cetirizine 10 mg, Valsartan 160 mg, Aspirin 100 mg, Folic acid, Cilnidipine 10 mg, EGB (은행잎 제제) 40 MG, 삐콤 (Vit B,C), 훼로바유 (철분제))

Social history

smoking (−)
drinking (−)
occupation :

Systemic review

General weakness / easy fatigue (−/−)
Headache/ Dizziness (−/−)
fever/ chill (−/−)
Cough/ Sputum/ Rhinorrhea (−/−/−)
chest pain/ dyspnea (−/−)
abdominal pain (−)
Anorexia/ Nausea/ Vomiting/ Diarrhea/ Constipation (−/−/−/−/−)
urination
defecation

Physical exam

Vital sign : 130 / 80 − 86 − 24 − 36.5
General appearance:
mental state : alert
Head & ENT : isocoric pupil č L/R (−/−)
anicteric sclera, non anemic conjunctiva
Chest : BSE
CBS without rale & wheezing
RHS without murmur
Abdomen : soft & flat
T/RT (−/−)
B/E : CVAT (−/−)
PTPE (−/−)

X-ray

ECG

Lab

CBC : − − −
é(electrolytes) : − − −
BUN/Cr : /
OT/PT/T−bil : / /
pro/ Alb : /
CRP :

Problem list

#1. BGU bleeding

Assessment & plan

Hemoclipping

Impression

퇴원처방

Rabeprazole 20 mg DA and Ulcermin (sucralfate) 1p QA × 8

1. 용어 정리

Hematemesis: 객혈
CRF: 만성신부전
CAPD: Continuous ambulatory peritoneal dialysis- 지속외래복막투석
Melena: 혈변(상부 위장관으로부터의 혈변)
Hemoclipping: 출혈부위 혈관과 그 주변조직을 함께 결찰하는 것

2. 현재 환자의 약물 리스트

혈압, 당뇨약- Gliquidone 30 mg
Cetirizine 10 mg
Valsartan 160 mg
Aspirin 100 mg
Folic acid
Cilnidipine 10 mg
EGB (은행잎 제제) 40 mg
삐콤 (Vit B, C)
훼로바유 (철분제)

퇴원시 약물

Rabeprazole 20 mg DA × 8
Ulcermin (sucralfate) 1p QA × 8

3. 소화성궤양질환 (Peptic Ulcer Disease PUD)의 정의

소화성궤양질환(PUD)는 위나 십이자장부위에서 위산 및 펩신의 영향으로 발생되는 궤양성 소화성 질환. 발생부위 및 임상양상에 따라 십이지장궤양(Duodenal Ulcer: DU)와 위궤양(Gastric Ulcer: GU)로 나눌 수 있는데, DU는 음식에 의해 통증이 경감되고, UC는 음식물 섭취 시 통증이 증가됨

4. 위궤양 치료 약물들

1) Histamine$_2$- *agonists* (H_2 수용체 차단에 의해 위산분비를 억제함)
: Cimetidine, Famotidine, Nizatidine, Ranitidine

2) Proton Pump Inhibitors PPIs (비가역적으로 K^+/H-ATPase를 차단하여 위산분비억제)
: Esomeprazole, Lansoprazole, Omeprazole, Pantoprazole, Rabeprazole

3) Sucralfate

4) Antacids: Magnesium hydroxide, Aluminum hydroxide, Calcium Carbonate, Sodium Bicarbonate

5) Prostaglandin (PGE_2): Misoprostol, Arbaprostil, Enprostil

역류성 식도질환 GERD: Gastroesophageal reflux disease

환자번호: _ 성별: M 나이: 53세 신장: _ 체중: _ 입원일 : ○/○/○

Chief complain

hematemesis (onset:)

Present illness

20년 전 HTN 진단 받고, 4년 전부터 medication. 1년 전 DM 진단 받고, 개인병원에서 medication 최근 2~3년 동안 매일 소주 2~3병 마셨으며 30py smoker 평소에도 1년에 1,2 차례 술마신 다음날 검은 변을 보았으며 5개월 전 건 강 검진상 위내시경 하였으며 당시 위염있다고 듣고 2개월간 치료 USG 시행 후 위가 좋지 않다고 들음 3개월 전 오후 갑자기 식은땀이 나면서 어지러웠고 한 차례 검은 피를 토해 응급실 방문

시행한 duodenoscopy 상 reflux esophagitis, LA class A, BGUs, DU 소견 보여 입원

Past medical history

DM/ HTN/ Tbc/ hepatitis (+/+/−/−)

OP/ Adm (−/−)

current med : 혈압, 당뇨약

Social history

smoking (+)

drinking (+)

occupation :

Systemic review

General weakness / easy fatigue (−/−)

Headache/ Dizziness (−/+)

fever/ chill (−/−)

Cough/ Sputum/ Rhinorrhea (−/−/−)

chest pain/ dyspnea (−/−)

abdominal pain (−)

Anorexia/ Nausea/ Vomiting/ Diarrhea/ Constipation (−/+/+/−/−)

urination ┐
defecation ┘ WNL

Physical exam

Vital sign : / − − −

General appearance: not so ill loocking appearance

mental state :

Head & ENT : isocoric pupil č L/R (++/++)

anicteric sclera, non anemic conjunctiva

Chest : BSE

CBS without rale & wheezing

RHS without murmur

Abdomen : soft & flat

T/RT (−/−)

B/E : CVAT (−/−)

PTPE (−/−)

X-ray

ECG

Lab

CBC : − − −

é(electrolytes) : − − −

BUN/Cr : /

OT/PT/T−bil : / /

pro/ Alb : /

CRP :

Problem list

Assessment & plan

Impression

퇴원 처방

omeprazole 20mg

sucralfate 1 pack 8일

Endoscopy report

Esophagus: mucosal breaks were noted above the Z−line

Stomach: angle에서 1cm 크기의 ulcerative lesion 관찰됨 (Bx 1)

prepyloric의 LC side에서 1.5cm 크기의 ulcerative lesion 관찰됨 (Bx 2)

Duodenum: ulcer (S2)

Impression: reflux esophagitis, LA claa A, BGUs, DU (S2), C.L.O test 결과− 음성

1. 용어 정리

USG: ultrasonography– 초음파 검사
Reflux esophagitis: 역류성 식도염
Esophagus: 식도
Stomach: 위
Duodenum: 십이지장(소장)
Ulcerative lesion: 궤양부위
Prepyloric: 식도의 횡경부

2. 현재 환자의 약물 리스트 (퇴원시 약물)

omeprazole 20mg
sucralfate 1 pack

3. 역류성식도질환 (Gastroesophageal Reflux Disorder GERD)의 정의

역류성식도질환(GERD)은 esophagusdpp 위장관의 내용물이 역류됨으로써 식도를 지속적으로 자극하고 궤양 및 손상을 유발시키는 질환으로 치료 목표는 통증완화, 역류의 빈도 및 지속시간을 감소, 식도의 손상된 궤양 치유 증진, 합병증 예방(Barrett's esophagus, cancer), 재발 방지. 재발에 Helicobacter pylori 감염이 주요 원인 중의 하나이므로 감염 존재 시 치료가 요구됨

4. 역류성식도염(GERD) 치료 약물들

1) Histamine β_2– *Agonists* (H_2 수용체 차단에 의해 위산분비를 억제함)
: Cimetidine, Famotidine, Nizatidine, Ranitidine

2) Proton Pump Inhibitors PPIs (비가역적으로 K^+/H–ATPase를 차단하여 위산분비억제)
: Esomeprazole, Lansoprazole, Omeprazole, Pantoprazole, Rabeprazole

3) Sucralfate

4) Antacids: Magnesium hydroxide, Aluminum hydroxide, Calcium Carbonate, Sodium Bicarbonate

5) Alginic acid

6) Prokinetic drugs Bethanechol, Metoclopramide, Domperidone, Clebopride, Levosulpiride

7) Helicobacter pylori Eradication Regimens

Regimen	Agents/Dose/Frequency
PPIAC	PPI BID Clarithromycin 500 mg BID Amoxicillin 1000 mg BID
PPIMC	PPI BID Clarithromycin 500 mg BID Metronidazole 500 mg BID
BMT-H2	H2RA Bismuth 2 tablets QD Tetracycline Metronidazole
RBC-C	Ranitidine bismuth subcitrate Clarithromycin 500 mg BID Ranitidine 150 mg BID

Case 25

염증성 장질환 Inflammatory Bowel Disease

환자번호: _ 성별: F 나이: 18세 신장: _ 체중: _ 입원일 : ○/○/○

Chief complain

abd. pain, diarrhea (bloody) (onset: 10DA)

Present illness

previously healthy state로 10DA부터 묽은 변을 보기 시작했으나 그냥 관찰중. 내원 3~4DA부터 watery diarrhea 3~4회/day 있었고 내원 당일에는 아침부터 38℃ 정도의 mild fever와 함께 변 볼 때 abd. pain 있었고 변이 붉게 보여 본원 ER 경유하여 IM에 adm

Past medical history

DM/ HTN/ Tbc/ hepatitis (−/−/−/−)
OP/ Adm (−/−)
current med :

Social history

smoking (−)
drinking (−)
occupation :

Systemic review

General weakness / easy fatigue (−/−)
Headache/ Dizziness (−/−)
fever/ chill (−/+)
Cough/ Sputum/ Rhinorrhea (−/−/−)
chest pain/ dyspnea (−/−)
abdominal pain (±)
Anorexia/ Nausea/ Vomiting/ Diarrhea/ Constipation (−/−/−/−/−)
urination → well
defecation → diarrhea (bloody)

Physical exam

Vital sign : 120 / 70 − 100 − 20 − 37.8
General appearance: not so ill looking
mental state : alert
Head & ENT : isocoric pupil c̆ L/R (++/++)
 anicteric sclera, non anemic conjunctiva
Chest : BSE
 CBS without rale & wheezing
 RHS without murmur
Abdomen : soft & flat
 T/RT (−/−)
B/E : CVAT (−/−)
 PTPE (−/−)

X-ray

WNL

ECG

sluus tachycardia otherwise normal ECG

Lab

CBC : 9620 − 11.5 − 263K
é(electrolytes) : 135 − 3.8 − 100 − 17
BUN/Cr : 2 / 0.7
OT/PT/T−bil : 19 / 9 / 0.3
pro/ Alb : 6.7 / 3.7
CRP : 11.83

U/A ketone +++ 100
blood ++ 50
urine s/c (−)

Problem list

#1. Abd. pain
#2. bloody diarrhea

Assessment & plan

#1,2 → r/o infectious diarrhea
P) Ⓡ lab
 é, Bun/cr Ⓡ stool exam. stool s/c
 CRP, clostridium cytotoxin
 sigmoido fibroscopy
Tx) NPO, TPN
 Antibiotic start

Impression

Curr. medication : Asacol 400mg TP
 PD 40mg DP
 ulcerp 1p QP
 folic acid 1mg DP
 pentasa 1g DP (좌제)

1. 용어 정리

Diarrhea (bloody): 설사(혈변성)
Clostridium cytotoxin: 설사를 유발시키는 독소의 하나
Sigmoido fibroscopy: 대장 내시경검사
CD: 크론씨질환(Crohn's Disease)
UC: 궤양성장질환(Ulcerative collitis)
IM: 내과병동(internal medicine)

2. 현재 환자의 약물 리스트

Asacol (Mesalazine) 400mg TP
PD (Methylprednisolone) 40mg DP
ulcerp (Pirenzepine) 1p QP
folic acid 1mg DP
pentasa (Mesalazine) 1g DP (좌제)

3. 염증성장질환 (Irritable Bowel Disease)의 정의

염증성장질환(Inflammatory Bowel Disease : IBD)은 위장관에서 특발적으로 발생되는 비특이성 염증성질환으로 크게 궤양성장질환(UC)과 크론씨질환(CD)이 있음(a generic classification for a group of nonspecific idiopathic inflammatory disorders of the gastrointestinal (GI) tract)
치료목표는 증상완화(induction of remission), 삶의 질 증진, 적절한 영양상태 유지, 내장관 염증의 감소, 재발성 증상악화의 감소(remission maintenance) 등
종류: Ulcerative colitis and Crohn's disease are two major IBDs)

4. 염증성장질환 치료 약물들

Aminosalisylates
Sulfasalazine, 5-ASA (Mesalamine) Derivatives, Mesalamine, Balsalazide, Olsalazine

Corticosteroids
Hydrocortisone, Methylprednisolone, Betamethasone, Budesonide

Immunomodulators
Methotrexate, Cyclosporine, Azathioprine, 6-mercaptopurine

Infliximab

Antibiotics Metronidazole, Ciprofloxacin

Nutritional Therapies TPN

Supportive therapy

Surgery

Case 26

알콜성간경변 alcoholic liver disease

환자번호: _　　성별: F　　나이: 47세　　신장: _　　체중: 56.95kg　　입원일 : ○/○/○

Chief complain

Jaundice　(onset: 1WA)

Present illness

10년 전부터 식사 잘 안하고 과음하기 시작. 2개월 전부터 daily 소주 3 병씩 마심. 7일 전부터 Jaundice, abd, distension, L/E edema 발생하여 병원 방문 CT 시행. alcoholic liver disease, CA 19-9 500 이상 증가되어 r/o pancreatic cancer로 F/E 위해 ER 방문

ER에서 hypotension 발생하여 M/S full drip 하였지만 BP stable 되지 않아 Dopamine start. IV anti start 후 ICU care 이후 Dopamine D/C, BP 100/70 정도로 유지

Past medical history

DM/ HTN/ Tbc/ hepatitis (−/−/−/−)

OP/ Adm (−/+)

current med :

Social history

smoking (−)

drinking (+) 소주 3병

occupation :

Systemic review

General weakness / easy fatigue (±/−)

Headache/ Dizziness (−/−)

fever/ chill (+/+)

Cough/ Sputum/ Rhinorrhea (−/−/−)

chest pain/ dyspnea (−/−)

abdominal pain (+) ; epigastric area

Anorexia/Nausea/Vomiting/Diarrhea/Constipation (+/−/−/−/±) ; 오늘 아침엔 변 봤음

urination

defecation

Physical exam

Vital sign : 140 / 90 − 78 − 26 − 36.1

General appearance: acute ill looking

mental state : alert

Head & ENT : isocoric pupil č L/R (++/++)

anicteric sclera, non anemic conjunctiva

Chest : BSE

CBS without rale & wheezing

RHS without murmur

Abdomen : soft & flat distension. hepatomegaly (+)

T/RT (+/−) NABS

B/E : CVAT (−/−)

PTPE (+/+)

X-ray

ECG

normal sinus rhythm

Lab

CBC : 19000 − 8.88 − 24.7 − 353k

é(electrolytes) : 140 − 3.6 − 114 − 15

BUN/Cr : 13 / 0.5

OT/PT/T−bil : 132 / 44 / 28.6

pro/ Alb : 6.2 / 2.0

CRP : 19.67

ABGA : 7.487 − 27.0 − 131.4 − 20.6

Problem list

#1. Jaundice

#2. abd. distension

#3. L/E edema

#4. abd pain

#5. elevated LFT

#6. elevated CRP

#7. CA 19−9 elevation

#8. hepatomegaly

#9. hypotension

#10. ascites

Assessment & plan

#1. r/o pancreatic cancer

− tumor maker, Abd. pelvic CT

#2. r/o pancreatitis

− CBC, CRP, ESP, amylase, lipase f/w

− NPO. IV anti. IV hydration

#3. r/o folminant hepatitis

r/o alcoholic hepatitis

− LFT. amylase. lipase f/w. 외부 CT reading

prn > SPG consult for op. ERCP 고려

#4. billary sepsis
- IV hydration
- inotropic : Dopamine, Dobutamine 고려
billirubin level 확인

Impression

입원 4일
#1.
S : –
O : PBS 상 roulex formation
A : r/o multiple myeloma
r/o monoclonal granulopathy
r/o infectious condition
P : 현재는 infectious condition에 의한 PBS 소견의 가능성이 큼
- A/G ratio 역정이 x
skull series에서 pumched out lesion (–)
but serum protein EP,
urine protein EP 결과 check
#2.
S : –
O : é 중 kt 2.8
A : r/o d/t metabolic alkalosis
P : main fluid에 Kcl 20ml mix하여 é f/w

입원 7일
S : 미역 줄기처럼 변을 봄
O : DRE ; negative
Sigmoidoscopy : AV 38cm colon polyp
A & P : PRC 2p transfusion

입원 8일
S : 숨차고 앉기가 힘듬
O : Ascites (+)
melena (+) 100ml 정도
- GFS 시행
multiple duodenal ulcer bleeding from exposed vessle
A : DV bleeding. r/o pull edema
P : pantoprazole
Albumin + furosemide ; edema control

입원 9일
S : 피가 남
O : melena (+) 4회
I/o 3440/2680 but 61.7kg
RR 26회
BP 120/70
CxR → N–A
A & P : pul consult. for dyspnea 원인
airway secretion.
IN consult.
- 현재 infection 원인 ; billiary tract infection.
Drug fever 가능성 있으므로 Meropenem & Teicoplanin으로 anti 변경
Ascites tapping. General edema 중 ascites control 위해
Albumin & furosemide 투여중 (∵Ascites 때문에 severe Dyspnea 호소)

입원 10일
S : severe Dyspnea
O : abd rigidity
dyspnea (+)
G. edema
CBC Hb 8.1
Ascites tapping → WBC 34 monodoninet
- drainage 2L
A & P : Albumin & furosemide – edema control
CxR f/w

입원 11일
S : 혈변 봄
O : melena (200ml 정도) × 3회
GFS 시행
RR 26
HR 100
A & P : PRC 2p transfusion

입원 12일
S : 배부르고 아픔
O : CBC 24800–16.2–252k
melena (+) × 1회
CBP 6.63 BUN/Cr 28/0.9
abd pain ; 식이 후
A & P : Dyspnea aggravation → Ascites control

입원 13일
O : CBC 35200–10.8–271k
melena (–)
abd pain 완화

알콜성간경변 alcoholic liver disease

환자번호: _ 성별: F 나이: 47세 신장: _ 체중: 56.95kg 입원일 : ○/○/○

dyspnea (+)
A & P : Albumin & furosemide 유지
paracentesis 시행

입원 14일
S : 좀 나음
O : melena (−)
Fi−cath remove
Abd CT상 − increased in amount of ascites, pul effusion
A & P : current med 유지
pantoprazole D/C − oral OMP로 변경

입원 15일
S : 목 마름
O : dehydration state
third space loss d/t liver disease
Ascites (++)
A & P : Albumin IV slowly for oncotic protein 증가

입원 16일
S : 숨 찬 것은 그저 그러함
O : fever ; mild fever 37.5−37.8
CA consult − Echo CH 시행
pul systolic ⓜ G Ⅲ
A & P : Echo CG 시행 예정

입원 17일
S : 배 때문에 답답함
O : Echo CG 상 − no endence regetation, relaxation abnormanty

입원 20일
S : 헛소리함
O : orlentatim T/P/pe ±/+/+
잠꼬대같이 여러번 중얼거리고 노래도 부름
ammonia 186 BUN/Cr 50/1.9
A & P : nepatic encephalopathy
− lactulose enema
prerenal ARF
− IV hydration

입원 21일
expire

1. 용어 정리

Pancreatic cancer: 췌장암
Distension: 확장
Hepatomegaly: 간부종
Normal sinus rhythm: 정상적 심장파
Jaundice: 황달
Lft: Liver Function Test (간기능검사)
SPG: serine phosphoglyceride
ERCP: endoscopic retrograde cholangiopancreatography- 내시경역행췌담관조영술
Sigmoidoscopy: 대장경내시경
Ascites: 복수
DRE: digital rectal examination- 직장검진
Encephalopathy: 뇌병증
Paracentesis: 천자술- 외과적으로 액체를 제거하기 위해서 주사기를 사용하는 것. 이 방법은 주로 어떤 한정된 공간 내에 액체가 차 있을 때, 그 내용물을 제거하여 환자의 고통을 덜어주고 동시에 그 액체가 무엇인지 진단에 이용하기 위하여 사용함
Enema: 관장

2. 현재 환자의 약물 리스트

Pantoprazole
Lactulose
Furosemide

3. 알콜성 간경변의 정의

간경변(Cirrhosis 또는 end-stage liver disease)은 간세포의 손상 및 파괴가 광범위하게 파괴된 만성적 상태를 의미함(a chronic condition characterized by widespread hepatic parenchymal cell injury and hepatocyte destruction)

4. 치료 약물 종류

Bleeding Disorders Vitamin K

Ascites
Na restriction/bedrest
Spironolactone (Aldactone)
Hydrochlorothiazide (HCTZ), furosemide, or metolazone
Paracentesis plus albumin
Surgery

Esophageal Varices
IV fluids/blood replacement
Sclerotherapy – Ethanolamine oleate, Ethamolin
Propranolol, Nadolol
Isosorbide mononitrate
Octreotide
Endoscopic band ligation
Vasopressin – Pitressin
Transjugular intrapepatic portal systemic shunt (TIPS)

Hepatic Encephalopathy
Protein restriction
Lactulose syrup – Cephulac, Duphulac
Neomycin

Case 27

알콜성간경변 alcoholic liver disease

환자번호: _ 성별: M 나이: 61세 신장: 173cm 체중: 79.25kg 입원일 : ○/○/○

Chief complain

hematemesis, melena (onset: 1DA)

Present illness

previous heavy alcoholic's
평소 epigastric pain 있어 오다가 내원 1DA melena 있었으며, 내원 2시간 전 hematemesis attack 있어 ER 통해 adm

Past medical history

DM/ HTN/ Tbc/ hepatitis (−/−/−/−)
OP/ Adm (−/−)
current med :

Social history

smoking (−)
drinking (−) ; heavy drinking
occupation :

Systemic review

General weakness / easy fatigue (+/+)
Headache/ Dizziness (−/+)
fever/ chill (+/+)
Cough/ Sputum/ Rhinorrhea (−/−/−)
chest pain/ dyspnea (−/−)
abdominal pain (+) ; intermittent epigastric pain
Anorexia/ Nausea/ Vomiting/ Diarrhea/ Constipation (−/−/−/−/−)
urination, defecation] WNL

Physical exam

Vital sign : 100 / 60 − 124 − 26 − 38
General appearance:
mental state :
Head & ENT : isocoric pupil č L/R (++/++) no palpable mass
anemic conjunctiva slightty icteric
Chest : BSE
CBS without rale & wheezing
RHS without murmur
Abdomen : soft & flat distension. hyperactive BS
T/RT (+/−) ppb vs dilatation (+)
B/E : CVAT (−/−)
PTPE (−/−)

Problem list

#1. LC ć SBP (child A alcooholic)
VGIB. HBsAg (−)
#2. r/o HCC (α FP 1.7)

Assessment & plan

#1. CBC f/w
PRC transfusion
GFS
#2. LFT f/w
prn > abd. VSG

Impression

#1. VGI bleeding
#2. r/o LC ć Ascites

입원 9일
problem list) #1. SBP
#2. LC ć Ascites
#3. r/o HCC
bridr Hx) GFS 상 F3 정도의 varix 있어 EVL #1 시행하였으며, abd VSG상 doom portion에 hypoechoic ill − difined mass 3개 정도 보이며 r/o HCC 의심
S : abd discomfort (+), dyspnea (+)
O : abd distension (+). shifting dullness (+)
T/RT (+/−) anemic conjunctiva
A : #1. LC ć esophageal vaHx & Ascites
#2. r/o HCC
#3. SBP
P : #1. next EVL은 #1. EVL 시행 3주 후에 다시 하기로 하였습니다. Ascites는 현재 Diuretics로 조절하기로 하였으며 환자 Sx 있으면 intemittent tapping 해 주시 기 바랍니다. Daily 500g 정도 목표로 Diuretics Dose 조절하시기 바람
#2. abd CT 확인하시고, 필요하면 celiac angio나 TAE 고려하시기 바람
HCC에 대해서는 아직 보호자에게 설명 안 된 상태
#3. IV anti는 total 10day까지만 적용
− abd CT 시행. para f/w

conservative Mx

입원 14일

S : N-C

O : f/w tapping

입원 12일 Ⓡ 30, Ⓦ 2500, Ⓟ 80%, Ⓛ 20%

입원 11일 CBC 4500 - 12.1 - 37.7 - 217K

LFT 92 - 6.2/3.0 - 44/52 - 322 - 2.4

CEA 2.5 α FP 1.7

입원 6일 ascite s/c salmonella all Ⓢ

입원 7일 Blood s/c G(-) rod

Abd CT 상 r/o hidden HCC

입원 13일 L/o 1200/1500

A : #1. LC alcoholic c̄ varix

#2. SBP salmonella

#3. r/o HCC

#4. A. hepatitis

#5. (-) I/o

P : #1. f/w EVL (7.15)

#2. anti for tapping

#3. SBP control 후 TEA 고려

#4. LFT f/w

#5. Diuretics dose ↓

Abd CT f/w하여 HCC 의심되는 병변 추적 요함

Admission order

입원 1일

1. v/s q4hr
2. BR c̄ shock position
3. NPO
4. I/o q4hr c̄ H/V
5. keep S-cath in situ
6. NS 1L iv c̄ 20 gtt/min
7. NS 1L iv c̄ KVO
8. D5W 1L / 2M Nacl 30ml / 2M Kcl 15ml] miv c̄ 10 gtt/min
9. Ranit 50mg / D5W 30ml] mivs q8hr
10. pentaspan 500ml ivs 10 gtt/min
11. TRANEX 500mg ivs q8hr
12. keep F-cath in situ
13. keep L-tube in situ c̄ drainage
14. L-tube irrigation ; (1L)
15. CBC
16. transfusion 1시간 후 CBC
17. PRC 5p, FFP 3p, prep
    - PRC 3p, FFP 1p transfusion

입원 2일

1. 1-3 ditto
2. 4- q6hr으로 변경 (I/o q6hr)
3. keep S-cath, F-cath, L-tube in situ
4. NS 1L IV c̄ 10gtt/min
5. 7-9 ditto
6. TRANEX 500mg ivs q8hr - 7p DCC
7. CBC c̄ ESR, CRP, C, E, PT/aPTT, α FP, HBsAg/Ab, HBc IgG,
   VA c̄ ⓜ stool exam
8. chest AP (po) 7A
9. if hematemesis & melena (+) → noti to Dr.
10. GFS
11. O_2 3L/min VNP

입원 3일

1. V/S q6hr
2. BR c̄ shock position
3. NPO
4. I/o q6hr
5. keep S-cath, F-cath, L-tube in situ
6. NS 1L iv c̄ 10gtt/min
7. D5W 1L / 2M Nacl 30ml / 2M Kcl 15ml] miv c̄ 20 gtt/min
8. Ranit 50mg
   D5W 30ml mivs q8hr
9. GFS (EVL 6.24)
10. if hematemesis & melena (+) → noti to Dr.
11. CBC
12. send the pt to endoscopic room
    c̄ chart
    Demerol 50mg prep
    ligation band 2EA
13. Albumin 100ml (20%) iv slowly (Alb 2.8)

1. 용어 정리

Conservative med: 보존성 약물 치료
CEA: carcinoembryonic antigen– 암배아성 항원
αFP: α–feto protein– 간암 종양 표지자
Ditto: 위와 같음 (동일 사실)
Endoscopic room: 내시경 실
ascites: 복수(간경변에 의함)

2. 현재 환자의 약물 리스트

Ranitidine 50mg
Tranex (Tranexamic acid) 500 mg
Pentaspan (Pentasparch)– 혈장대용액 500ml

3. 알콜성 간경변의 정의

간경변(Cirrhosis 또는 end–stage liver disease)은 간세포의 손상 및 파괴가 광범위하게 파괴된 만성적 상태를 의미함(a chronic condition characterized by widespread hepatic parenchymal cell injury and hepatocyte destruction)

4. 치료 약물 종류

Bleeding Disorders Vitamin K

Ascites
Na restriction/bedrest
Spironolactone (Aldactone)
Hydrochlorothiazide (HCTZ), furosemide, or metolazone
Paracentesis plus albumin
Surgery

Esophageal Varices
IV fluids/blood replacement
Sclerotherapy – Ethanolamine oleate, Ethamolin
Propranolol, Nadolol
Isosorbide mononitrate
Octreotide
Endoscopic band ligation
Vasopressin – Pitressin
Transjugular intrapepatic portal systemic shunt (TIPS)

Hepatic Encephalopathy
Protein restriction
Lactulose syrup – Cephulac, Duphulac
Neomycin

알콜성간경변 alcoholic liver disease

환자번호: _ 성별: M 나이: 48세 신장: _ 체중: 65.4kg 입원일 : ○/○/○

Chief complain

hematemesis (onset: 30분 전)

Present illness

Chr. alcoholics로 f/w중이며 hematemesis로 수차례 adm. 내원 30분 전 양동이 1/3 가량의 hematemesis 있어 ER 방문

Past medical history

DM/ HTN/ Tbc/ hepatitis (−/−/−/−)
OP/ Adm (−/+)
current med :

Social history

smoking (−)
drinking (+) ; chronic alcoholics
occupation :

Systemic review

General weakness / easy fatigue (−/−)
Headache/ Dizziness (−/−)
fever/ chill (−/−)
Cough/ Sputum/ Rhinorrhea (−/−/−)
chest pain/ dyspnea (−/−)
abdominal pain (−)
Anorexia/ Nausea/ Vomiting/ Diarrhea/ Constipation (−/−/−/−/−)
urination ┐
defecation ┘ WNL

Physical exam

Vital sign : 70 / 촉지 − 100 − 24 − 36
General appearance: not so ill looking
mental state : alert
Head & ENT : isocoric pupil č L/R (++/++)
anicteric sclera, non anemic conjunctiva
Chest : BSE
CBS without rale & wheezing
RHS without murmur
Abdomen : soft & flat
T/RT (−/−)
B/E : CVAT (−/−)
PTPE (−/−)

X-ray

ECG

Lab

CBC : 7760 − 7.38 − − 48K MCV 107
é(electrolytes) : 126 − 3.0 − −
BUN/Cr : / 0.9
OT/PT/T−bil : / / 12.1 direct−bil : 5.5 AVP 232
pro/ Alb : / 2.4
CRP :
γ−GT : 58 PT/aPTT : 31.7/50.6

Problem list

#1. hematemesis
r/o variceal bleeding >> alcoholic LC, child C

Assessment & plan

#1. L−tube irrigation
prn) S−B tube insertion
EVL

Impression

입원 2일
endoscopy 상
Esophagus : F_3 Lrn. Cb. RC (−)
distal esophagus에 pumping하는 varix 있어 EVL 시행하였음
Stomach : 위내에는 피가 가득 고여 있어 자세한 관찰이 불가능함
impression : Esophageal varicose bleeding
EVL 4개

입원 3일
transfer

1. 용어 정리

Hematemesis: 혈액성 객혈
Chronic alcoholics: 만성적 알콜중독자
Variceal bleeding: 식도vary의 출혈
Irrigation: 세척
Esophageal varicose bleeding: 간경변환자의 식도성출혈

2. 현재 환자의 약물 리스트

Unknown

3. 알콜성 간경변의 정의

간경변(Cirrhosis 또는 end-stage liver disease)은 간세포의 손상 및 파괴가 광범위하게 파괴된 만성적 상태를 의미함(a chronic condition characterized by widespread hepatic parenchymal cell injury and hepatocyte destruction)

4. 치료 약물 종류

Bleeding Disorders Vitamin K

Ascites
Na restriction/bedrest
Spironolactone (Aldactone)
Hydrochlorothiazide (HCTZ), furosemide, or metolazone
Paracentesis plus albumin
Surgery

Esophageal Varices
IV fluids/blood replacement
Sclerotherapy – Ethanolamine oleate, Ethamolin
Propranolol, Nadolol
Isosorbide mononitrate
Octreotide
Endoscopic band ligation
Vasopressin – Pitressin
Transjugular intrapepatic portal systemic shunt (TIPS)

Hepatic Encephalopathy
Protein restriction
Lactulose syrup – Cephulac, Duphulac
Neomycin

Case 29

알콜성간경변 alcoholic liver disease

환자번호: _ 성별: M 나이: 22세 신장: 166.5cm 체중: 60kg 입원일 : ○/○/○

Chief complain

N; 하루 종일, V; 1–2회/day (onset: 2개월 전)

Present illness

최근 건강검진 상, HBV carrier & hepatitis로 local clinic 에서 6개 월 간 lamivudine 100mg qd 후 self med stop 이후 f/w loss (연고지 관계). 내원 2개 월 전부터 frontal area HA, Nausea 있어 local clinic 내원. OT/PT/T–bil; 240/627/1.5 check되어 ER 통해 adm

Past medical history

DM/ HTN/ Tbc/ hepatitis (–/–/–/+)
OP/ Adm (–/–)
current med :

Social history

smoking (–)
drinking (–)
occupation :

Systemic review

General weakness / easy fatigue (–/–)
Headache/ Dizziness (+/–)
fever/ chill (–/–)
Cough/ Sputum/ Rhinorrhea (–/–/–)
chest pain/ dyspnea (–/–)
abdominal pain (±) epigastric pain. intermittent. 최근 내시경 WNL
Anorexia/ Nausea/ Vomiting/ Diarrhea/ Constipation (–/+/+/–/–)
urination
defecation

Physical exam

Vital sign : 120 / 90 – 84 – 20 – 36.4
General appearance:
mental state : alert
Head & ENT : isocoric pupil č L/R (++/++)
  anicteric sclera, non anemic conjunctiva
Chest : BSE
  CBS without rale & wheezing
  RHS without murmur
Abdomen : soft & flat
  T/RT (–/–)
B/E : CVAT (–/–)
  PTPE (–/–)

X-ray

ECG

Lab

CBC : 5650 – 14.6 – 42.7 – 241K
é(electrolytes) : 139 – 4.4 – 101 – 24
BUN/Cr : 9 / 0.8
OT/PT/T–bil : 222 / 555 / 1.7 (d–bil 1.1)
pro/ Alb : /
CRP : 0.27

Problem list

#1. Nausea
#2. HA
#3. elevated LFT
#4. HBS Ag (+)

Assessment & plan

#1. Nausea, #3. elevated LFT, #4. HBS Ag (+)
→ HBV hepatitis
→ viral marker 결과 확인
LFT f/w
#2. HA
→ tension HA
⇒ MRI reading 확인

Impression

입원 4일
O : 입원 1일
  HBS Ag (+)
  HBE Ag/Ab (+/–)
  HBC Ab IgM/IgG (–/+)
  HBV DNA (3844) (+)
A % P : HBV hepatitis– Zeffix 고려

1. 용어 정리

HBV carrier: Hepatitis B virus (B형 간염 바이러스) 보유자
Frontal area HA: 전두 부위 두통
Epigastric pain: 상복부 통증
Tension HA: 긴장성 두통
HBS Ag: Hepatitis B surface antigen- B형 간염 바이러스 표면 항원
HBE Ag/Ab: Hepatitis B e antigen/antibody- B형 간염 e 항원/항체
HBC Ab IgM/IgG: Hepatitis B core antibody Immunoglobulin M/Immunoglobulin G
HBV DNA: Hepatitis B virus DNA- B형 간염 바이러스 DNA

2. 현재 환자의 약물 리스트

Lamivudine 100mg qd

3. 알콜성 간경변의 정의

간경변(Cirrhosis 또는 end-stage liver disease)은 간세포의 손상 및 파괴가 광범위하게 파괴된 만성적 상태를 의미함(a chronic condition characterized by widespread hepatic parenchymal cell injury and hepatocyte destruction)

4. 치료 약물 종류

Bleeding Disorders Vitamin K

Ascites
Na restriction/bedrest
Spironolactone (Aldactone)
Hydrochlorothiazide (HCTZ), furosemide, or metolazone
Paracentesis plus albumin
Surgery

Esophageal Varices
IV fluids/blood replacement
Sclerotherapy – Ethanolamine oleate, Ethamolin
Propranolol, Nadolol
Isosorbide mononitrate
Octreotide
Endoscopic band ligation
Vasopressin – Pitressin
Transjugular intrapepatic portal systemic shunt (TIPS)

Hepatic Encephalopathy
Protein restriction
Lactulose syrup – Cephulac, Duphulac
Neomycin

바이러스성간염 viral hepatitis

Case 30

환자번호: _ 성별: F 나이: 24세 신장: 167cm 체중: 49.6kg 입원일 : ○/○/○

Chief complain

Jaundice (onset: 3일 전)

Present illness

previous healthy state로 평소 소주 반병 daily 먹는 사람으로 내원 1주 일 전부터 피곤하고 힘이 없고 몸살 기운 발생하여 local에서 몸살약 먹었으나, 호전되지 않고 3일 전 몸이 노랗게 되면서 본원 내원 T-bil 11.8로 adm

Past medical history

DM/ HTN/ Tbc/ hepatitis (−/−/−/−)

OP/ Adm (−/−)

current med :

Social history

smoking (−)

drinking (+)− 소주 반병/day

occupation :

Systemic review

General weakness / easy fatigue (−/−)

Headache/ Dizziness (−/−)

fever/ chill (−/−)

Cough/ Sputum/ Rhinorrhea (−/−/−)

chest pain/ dyspnea (−/−)

abdominal pain (−)

Anorexia/ Nausea/ Vomiting/ Diarrhea/ Constipation (+/+/−/−/−)

urination

defecation

Physical exam

Vital sign : 90 / 70 − 70 − 20 − 36.5

General appearance:

mental state : alert

Head & ENT : isocoric pupil č L/R (++/++)

icteric sclera, non anemic conjunctiva

Chest : BSE

CBS without rale & wheezing

RHS without murmur

Abdomen : soft & flat

T/RT (−/−)

B/E : CVAT (−/−)

PTPE (−/−)

X-ray

N−A

ECG

WNL

Lab

CBC : 4230 − 11.9 − 34.4 − 168K

é(electrolytes) : 138 − 4.7 − 104 − 27

BUN/Cr : 5 / 0.9

OT/PT/T−bil : 534 / 1988 / 8.3 γ−GT: 370

pro/ Alb : /

CRP :

ABGA : − − −

Problem list

#1. Jaundice

#2. abnormal LFT

Assessment & plan

#1. acute hepatitis

→ Lab, viral marker, Abd, sono

→ IV hydration

Impression

입원 2일

S : icteric sign

yellowish extremly

O : no organomegaly

P : abd, sono, LFT f/w

입원 3일

no finding

Case 30

바이러스성간염 viral hepatitis

환자번호: _ 성별: F 나이: 24세 신장: 167cm 체중: 49.6kg 입원일 : ○/○/○

1. 용어 정리

Jaundice: 황달
Organomegaly: 내부 장기확장
Sono: 초음파
T-bil: total billirubin
Viral marker: 바이러스 표식자
Echo: Echocardiogram- 심장초음파

2. 현재 환자의 약물 리스트

몸살약 (Unknown)

3. 바이러스성 간염의 정의

간염바이러스에 의해 간의 염증 및 괴사를 유발하는 간염은 감염을 유발시키는 바이러스의 종류에 따라 크게 6가지로 구분되는데 전이과정, 임상양상, 치료법이 구분됨. 또한 간염은 임상양상에 따라 급성 및 만성간염으로 나뉨. 급성간염(Acute Hepatitis)은 감염 시 serum aminotransferase concentrations가 정상 최고수치의 > 2.5 times 이상인 경우를 의미하며, 만성간염(Chronic Hepatitis)은 급성간염이 6개월 이상 존재하거나 또는 간세포괴사(hepatocelluar necrosis)가 동반된 염증상태(Inflammatory condition)를 의미. 합병증으로는 간경변, 황달, 간암 등이 있으며 감염 시 반드시 완전한 치료가 요구됨. 또한 전이과정에 대한 주의 및 백신을 미리 접종함으로써 예방도 매우 중요함. 간염 중 Hepatitis A Virus (HAV)에 의한 A형 간염은 감염시 별다른 치료법이 없고, 대증요법이 주요 치료임. 따라서 미리 예방이 매우 중요한데, 예방요법에는 감염 전에 행하는 수동적 예방요법인 immunoglobulin 0.06 mL/kg X 1회 투여, 또는 Vaccine요법 등이 있고, 간염바이러스에 노출된 2주 이내에 시행하는 Postexposure prophylaxis로써, immunoglobulin 0.02 mL/kg IM이 있음

간염 종류(Hepatitis Type)

간염종류 Hepatitis Type	항원(Antigen)	전이(Transmission)				발병시기 Onset	임상양상 Clinical illness	비고
		경구 Oral	주사 Percuta-neous	성생활 sexual	분만 Perinatal			
A	Hepatitis A virus (HAV)	Yes	Rare	No	No	Sudden	70-80% adults, 5% children	RNA virus
B	Hepatitis B surface antigen (HBsAg) Hepatitis B core antigen (HBcAg) Hepatitis B envelope antigen (HBeAg)	Rare	Common	Common	Common	Insidious	10-15%	DNA virus
C	Hepatitis C antigen (HCAg)	Rare	Common	Common	Rare	Insidious	5-10%	RNA virus
D	Hepatitis D antigen (HDAg)	No	Common	Common	Common	Insidious	10%	Defective RNA virus
E	Hepatitis E antigen (HEAg)	Yes, Common	Unknown	No	Rare	Sudden	70-80% adults	RNA virus
G	Hepatitis G antigen (HGAg)	Unknown	Yes	Rare	Yes, rare	Yes, rare	Unknown	RNA-like virus

4. 간염 치료 약물들

1) 백신 예방

Recommended doses of Hepatitis A vaccines

Vaccinee' s Age (yr)		Dose (Volume)	Schedule (Months)
Havrix	Children 2-18 yr	720 EL. U. (0.5 mL)	0, 6-12
	Adults 〉 18 yr	1440 EL. U. (1.0 mL)	0, 6-12
Vaqta	Children 2-18 yr	25 U (0.5 mL)	0, 6-18
	Adults 〉 18 yr	50 U (1.0 mL)	0, 6

Recommended doses of currently licensed Hepatitis B vaccines

Group	Recombivax HB		Engerix-B	
	Dose (μg)	(mL)	Dose (μg)	(mL)
Birth to 10 years old	-	-	10	(0.5)
Birth to 19 years old	5	(0.5)	-	-
Children and adolescents 11-19 years	-	-	10	(0.5)
Adolescents 11-15 years	10	(1.0)	-	-
Adults ≥ 20 years of age.	10	(1.0)	20	(1.0)
Dialysis patients and other immuno-compromised hosts	40	(1.0)	40	(2.0)

2) 인터페론

α-*interferons*

Interferon α-2a: HCV

Interferon α-2b: NANB/HCV

Interferon α-n1: Not FDA approved for HCV

Interferon α-con-1: HCV

3) 항바이러스제제

Lamivudine

Adefovir dipivoxil

Case 31

급성신부전증 Acute renal failure: ARF

환자번호: _ 성별: M 나이: 51세 신장: 160cm 체중: 73.2kg 입원일 : ○/○/○

Chief complain

LLQ pain (onset:)

Present illness

13년 전 Graves disease 진단받고 OPD f/w하다가 loss됨 6년 전 HTN 진단받고 po med 중. 4년 전 uterer stone으로 ESWL 1년 전 HIVD OP. 내원 당일 severe abrupt onset. continous LLQ pain 있어 ER 방문

Past medical history

DM/ HTN/ Tbc/ hepatitis (−/+/−/−)

OP/ Adm (+/+)

current med : atenolol 50mg, cilnidipine 10mg.

Social history

smoking (−)

drinking (−)

occupation :

Systemic review

General weakness / easy fatigue (−/−)

Headache/ Dizziness (−/−)

fever/ chill (−/−)

Cough/ Sputum/ Rhinorrhea (−/−/−)

chest pain/ dyspnea (−/−)

abdominal pain (+)

Anorexia/ Nausea/ Vomiting/ Diarrhea/ Constipation (−/−/−/−/−)

urination

defecation

Physical exam

Vital sign : 140 / 90 − 64 − 18 − 36.9

General appearance: acute ill looking

mental state : alert

Head & ENT : isocoric pupil č L/R (−/−)

anicteric sclera, non anemic conjunctiva

Chest : BSE

CBS without rale & wheezing

RHS without murmur

Abdomen : soft & flat

T/RT (−/−)

B/E : CVAT (−/−)

PTPE (−/−)

X-ray

no active lesion in lung

ABD − CT (5.31) − kd cyst

ECG

Lab

CBC : 14600 − 13.7 − − 180K

é(electrolytes) : 144 − 4.1 − 100 − 25

BUN/Cr : 25 / 1.9

OT/PT/T−bil : 27 / 25 / 0.8 AVP : 104

pro/ Alb : 6.7 / 4.4

CRP :

urine culture (−) FENA 1.6

Problem list

#1. LLQ pain

#2. Graves disease H/o

Assessment & plan

#1. ARF w/u

#2. TFT

Impression

#1. r/o ischemic renal disease

입원 1일

O : BUN/Cr 10/1.1 ABD − CT 상 kd cyst

A & P : é, BUN/Cr, f/w

− hydration

− uro consult

1. 용어 정리

LLQ pain: Left Lower Quadrant; 좌측하부 4분의 1의 통증
(*참고: 질환 설명) Grave 's disease: 그레이브스 질환 (갑상선 기능 항진증)– 갑상선의 비대와 갑상선호르몬의 과다분비가 특징인 병으로 주로 25~50세에 호발하고 또한 여자 에게서 많이 생김. 갑상선호르몬이 과다 분비되면 기초대사율의 증가, 체중감소, 심한 더 위감, 만성쇠약감, 근력 약화, 눈꺼풀의 비정상적 상승과 안구돌출, 피부의 수분감 증가 및 두께 증가 (국소적 융기 동반) 등의 증상을 동반함
OPD: Out–Patient Department– 외래
F/u: follow up– 계속적으로 관찰
Kd cyst: kidney cyst– 신장 낭종
FENA: Fractional Excretion of Sodium– 나트륨 배출 비율

2. 현재 환자의 약물 리스트

Atenolol 50mg
Clinidipine 10mg

3. 급성신부전증의 정의

급성신부전증(Acute renal failure : ARF) is 수시간 또는 수일 내에 갑작스럽게 신기능의 감소로 인해 질소부산물(nitrogenous waste products)의 축적에 의한 azotemia 발생 및 체내의 수분 및 전해질, 산염기조절 등을 초래하는 증상을 의미함
일반적으로 급성신부전증은 serum creatinine baseline 이 2.5 mg/dL,(SrCr)일 때 0.5 mg/dL 이상 증가하거나, serum creatinine baseline 이 2.5 mg/dL,(SrCr) 이상일 때 SrCr 이 1.0 mg/dL 이상 증가할 때 발생되며 시간에 따라 임상적 경과가 3단계가 있음

1) 급성신부전증의 임상적 경과과정

* **1st phase (Oliguric phase)** 소변감소량이 50–400 mL/day이며 신장이 손상으로부터 1–2일 이내에 발생되며 이런 상태가 수일 또는 수주 간 지속됨
* **2nd phase (diuretic phase)** 1기로부터 회복에 의해 소변량이 증가되는 시기를 의미함
* **3rd phase (recovery phase)** 소변량 및 소변농축 기능이 증가되며 완전한 회복까지는 수주에서 수개월이 걸림

2) 신기능 측정검사법

Creatinine Clearance (Clcr) of Cockcroft-Gault formula
ClCr= (140 – Age)(IBW)/ (72)(SrCr)

3) 기타

Prerenal azotemia 신장의 혈액량이 감소 시 발생됨
Functional ARF ultrafiltrate production or intraglomerular hydrostatic pressure을 유발시키는 질환 또는 약물에 의해 발생됨
Intrinsic ARF microvasculature of the nephron, glomerulus, tubulus, 또는 interstitium의 손상에 의해 발생됨.
Postrenal Acute Renal Failure 신장이후의 기관 손상에 의해 발생됨 (요로결석)
Tubulointerstitial Disease Acute Tubular Necrosis (ATN)

4. 급성신부전증 치료 약물들

Diuretics
<u>*Mannitol*</u>
<u>*Loop diuretics*</u> – Furosemide, Bumetanide, Torsemide, Ethacrynic acid
Dopamine-1 receptor agonist Dopamine, Fenoldopam
Dobutamine

만성신부전증 Chronic Renal Failure: CRF

환자번호: _ 성별: F 나이: 35세 신장: 158cm 체중: 53/50kg 입원일 : ○/○/○

Chief complain

AVF occulusion (onset:)

Present illness

16년 전 DM dx, po med 중. 01. preeclampsia, DCMP dx. 이후 ESRD dx로 HD 권유받았으나 retuse 하다가 1년 전 HD 시작하여 현재 화, 목, 토 HD 시 행 중. 내원 2주 전 cough, sputum 있었으나 치료되지 않고 약 3-4 DA부터 fever 있어 본원에서 pneumonia manage 후 퇴원. 1달 전 HD 위해 kidney clinic 방문하여 투석 중 AVF occulusion 발견되어 adm

Past medical history

DM/ HTN/ Tbc/ hepatitis (+/+/-/-)
OP/ Adm (+/+)
current med : +

Social history

smoking (-)
drinking (-)
occupation :

Systemic review

General weakness / easy fatigue (-/-)
Headache/ Dizziness (-/-)
fever/ chill (-/-)
Cough/ Sputum/ Rhinorrhea (-/-/-)
chest pain/ dyspnea (-/-)
abdominal pain (-)
Anorexia/ Nausea/ Vomiting/ Diarrhea/ Constipation (-/-/-/-/-)
urination
defecation

Physical exam

Vital sign : 130 / 80 - 72 - 18 - 36.5
General appearance: not so ill looking
mental state : alert
Head & ENT : isocoric pupil č L/R (-/-)
anicteric sclera, non anemic conjunctiva
Chest : BSE
CBS without rale & wheezing
RHS without murmur
Abdomen : soft & flat
T/RT (-/-)
B/E : CVAT (-/-)
PTPE (-/-)

X-ray

non active lesion in lung

ECG

Lab

CBC : 6090 - 8.65 - 24.8 - 126K
é(electrolytes) : 136 - 5.5 - 106 - 17
BUN/Cr : /
OT/PT/T-bil : / /
pro/ Alb : /
CRP :

Problem list

#1. ESRD ć HD
#2. DM
#3. HTN
#4. DCMP
#5. H/o preeclampsia
#6. AVF occulusion

Assessment & plan

#1. ESRD ć HD - HD 유지
#2. DM - BST control
#3. HTN - BP control
#4. DCMP - Echo CG check, current med 유지
#5. H/o preeclampsia - observation
#6. AVF occulusion - Doppler sono, angiography
- thrombectomy, balloon, dilatation
- CBC, CRP, VA, chest - PA hydration
- perm cath insertion (thrombectomy failed)

Impression

입원 3일
S : 팔은 안 아픔
O : P - cath insertion
1DA ; SG에서 thrombectomy 시행. (thrill (-))
A : AVF occulusion
P : angiography
thrombectomy 시행하였으나 flow 좋지 않음
- brachial a. stenosis 의심되어 재수술 필요한 상태이나 환자 서울 쪽 병원에서 수술 원해 transfer

1. 용어 정리

AVF occulusion: arteriovenous fistula 동정맥루 폐색
Preeclampsia: 자간전증, 전자간증- 임신후기에 관찰되는 중독증으로서, 주요 증상은 고혈압, 단백뇨 및 부종. 자간전증에서는 용혈, 간효소 증가, 혈소판 감소 등의 증상이 나타난다. 여기에 과다반사반응과 발작이 나타나면 자간증이라 부름
DCMP Dx: Dilated cardiomyopathy diagnosis- 진단명: 확장심근병증
ESRD: end stage renal disease- 말기신질환 (투석 필요함)
Angiography: 혈관조영술
Thrombectomy: 혈전절제술, 혈전제거술
Balloon: 풍선
Dilation: 확장
Stenosis: 협착증
Pneumonia: 폐렴

2. 현재 환자의 약물 리스트

Unknown

3. 만성신부전증의 정의

Glomerular Filtration Rate (GFR)이 25% 이하 일때는 무증상, 10% 미만일 때 Uremia 증상이 나타나고, <5%이하 일때는 투석이나 신장이식이 요구되는 임상적 특성을 갖는 신기능 감소 질환으로써, 크게 CKD 또는 ESRD로 구분할 수 있는데, 만성적으로 신기능감소로 인해 네프론의 손상이 비가역적인 경우를 Chronic Kidney Disease (CKD)이라 하고, 삶의 유지를 위해 반드시 투석이 필요한 경우를 End-Stage Renal Disease (ESRD)라 함

참고로, 명백한 임상적 증상 없이 경증의 GFR의 감소를 Renal Insufficiency라 하고, GFR의 감소에 의해 체내에 질소적 부산물이 축적된 경우를 Azotemia라 하며, 증상을 동반한 신기능부전 (Symptomatic renal failure)을 Uremia(요독증)라 함

4. 만성 신부전증 치료 약물들

만성신부전을 치료하는 방법에는 신장손상을 유발시키는 원인의 제거와 수분 및 전해질, 빈혈, 부갑산성기능항진에 의한 고인산증, 대사성산증 등의 합병증교정과 투석, 신장이식 등

1) 만성신부전증 예방 약물들

ACE inhibitors,
Angiotensin II receptor antagonists,
Antihyperlipidemic drugs

2) 만성신부전증 치료제

Diuretics

Loop diuretics – Furosemide, Bumetanide, Torsemide, Ethacrynic acid
Thiazide diuretics– Hydrochlorothiazide, Metolazone
K^+ sparing diuretics– Spironolactone, Triamterene, Amiloride

GI Phosphate binders

Calcium-containing, Aluminum-containing, Magnesium-containing preparations

Vitamin D (Calcitriol)

Antihyperlipidemic drugs

Nicotinic acid
HMG-CoA reductase inhibitors
Fibric acids- Gemfibrozil, Clofibrate
Probucol

Case 33

류마토이드 관절염 RA: rheumatoid arthritis

환자번호: _ 성별: F 나이: 69세 신장: 149.5cm 체중: 54.7kg 입원일 : ○/○/○

Chief complain

low back pain (onset: 2 weeks)

Present illness

내원 5~6년 전부터 RA라고 듣고 1년 반 전까지 관절약 복용. 내원 2주 전 무거운 물건 들고 일어서던 중, 삐끗하는 느낌과 함께, back pain 지속되어 local 경유하여 adm

pain 양상: location; low back

duration; intermittent

nature; 은근하게

radiating; −

Past medical history

DM/ HTN/ Tbc/ hepatitis (−/−/−/−)

OP/ Adm (+/+); 약 27년 전 nephrectomy & nephrostomy (d/t renal Tb)

current med :

Social history

smoking (−)

drinking (−)

occupation :

Systemic review

General weakness / easy fatigue (−/−)

Headache/ Dizziness (−/−)

fever/ chill (−/−)

Cough/ Sputum/ Rhinorrhea (−/−/−)

chest pain/ dyspnea (−/−)

abdominal pain (−)

Anorexia/ Nausea/ Vomiting/ Diarrhea/ Constipation (−/−/−/−/−)

urination ┐ well
defecation ┘

Physical exam

Vital sign : / − − −

General appearance: acute ill

mental state : alert

Head & ENT : isocoric pupil č L/R (++/++)

anicteric sclera, non anemic conjunctiva

Chest : BSE

CBS without rale & wheezing

RHS without murmur

Abdomen : soft & flat

T/RT (−/−)

B/E : CVAT (−/−)

PTPE (−/−)

X-ray

ECG

Lab

CBC : 9000 − 14 − 41.1 − 221K

é(electrolytes) : 139 − 4.4 − 101 − 23

BUN/Cr : 12 / 0.8

OT/PT/T−bil : / /

pro/ Alb : /

CRP :

Problem list

#1. RA

#2. L_2 comp Fx

#3. s/p renal Tb

Assessment & plan

#1. RA → 현재 Sx 없으므로 observation

#2. L_2 comp Fx → osteoporosis w/u. pain control & ABR 유리

Impression

#2. L_2 comp Fx

S : pain (−)

O : spot wre cre; 77.6

ca; 7.5

입원 1일

O : BDM; T−score (−4.49)

A : osteoporosis

1. 용어 정리

Mental status: 정신적 상태
Radiating: 방사적, 확산적
Intermittent: 간헐적
Back pain: 등 통증
Nephrostomy: 신장 제거 시술
Sx: symptom– 증상

2. 현재 환자의 약물 리스트

관절약 (Unknown)

3. 류마티스성 관절염의 정의

만성적 전신성 염증질환으로 주로 복수 관절들의 변형을 초래하며 또한 관절외증상을 유발하는 질환으로 진단은 진단기준에 의해 의거함

RA 진단 기준: Criteria for Diagnosis of RA

1. Morning stiffness in and around joints lasting at least 1 hr before maximal involvement: 아침에 관절 주위의 경직 증상 및 1시간 정도의 지속성
2. Soft-tissue swelling (arthritis) of three or more joint areas observed by a physician: 의사 진단하의 3개 이상의 관절염
3. Swelling (arthritis) of the proximal interphalangeal, metacarpophalangeal, or wrist joints: 부종
4. 대칭성관절염 Symmetric arthritis
5. Subcutaneous nodules: 괴하성 결절
6. Positive test for RF: RF 인자 양성 반응
7. Radiographic erosions or periarticular osteopenia in hand or wrist joints

4. 치료 약물 종류

Aspirin

NSAIDs

Salicylates – Aspirin, Salsalate, Diflunisal, Magnesium choline salicylate, Sodium salicylate

Propionic Acid derivatives – Fenoprofen, Flurbiprofen, Ibuprofen, Ketoprofen, Naproxen, Oxaprozin

Acetic Acid derivatives – Diclofenac, Etodolac, Indomethacin, Ketorolac, Nabumetone, Sulindac, Tolmetin

Anthranilic Acids – Meclofenac sodium

Oxicam Derivatives – Piroxicam, Meloxicam

Cyclooxygenase-2 Inhibitors – Celecoxib

DMARDs

Gold sodium thiomalate, Methotrexate, Penicillamine, Hydroxychloroquine, Sulfasalazine

면역억제제

Azathioprine, Cyclophophamide, Cyclosporin A, Tacrolimus

Corticosteroids

Infliximab

Adalinumab

Levoflunomide

Case 34

퇴행성 관절염 DA: degenerative arthritis= Osteoarthritis

환자번호: _ 성별: F 나이: 63세 신장: 158cm 체중: 68kg 입원일 : ○/○/○

Chief complain

both knee pain (Lt > Rt) (onset: 5년 전)

Present illness

약 5년 전부터 both knee pain 있어 local Mx (한의원, PT 등) 받다가, 1년 전부터 증상 심해져 OPD 통해 OP 위해 adm.

Past medical history

DM/ HTN/ Tbc/ hepatitis (−/−/−/−)

OP/ Adm (−/−)

current med :

Social history

smoking (−)

drinking (−)

occupation :

Systemic review

General weakness / easy fatigue (−/−)

Headache/ Dizziness (−/−)

fever/ chill (−/−)

Cough/ Sputum/ Rhinorrhea (−/−/−)

chest pain/ dyspnea (−/−)

abdominal pain (−)

Anorexia/ Nausea/ Vomiting/ Diarrhea/ Constipation (−/−/−/−/−)

urination

defecation

Physical exam

Vital sign : 120 / 80 − 76 − 18 − 37

General appearance:

mental state :

Head & ENT : isocoric pupil

č L/R (++/++)

anicteric sclera, non anemic conjunctiva

Chest : BSE

CBS without rale & wheezing

RHS without murmur

Abdomen : soft & flat

T/RT (−/−)

B/E : CVAT (−/−)

PTPE (−/−)

Grossly varus knee (+)

FC 15/30°

FF 80/50°

S/M/C) intact

X-ray

both knee severe DA

ECG

Lab

CBC : − − −

é(electrolytes) : − − −

BUN/Cr : /

OT/PT/T−bil : / /

pro/ Alb : /

CRP :

Problem list

#1. TKRA. both (Lt → Rt)

Assessment & plan

Impression

#1. DA, knee, both

입원 2일

TKRA Lt

입원 16일

TKRA Rt

입원 32일

FC: 0/0

FF: 110℃ 120°

1. 용어 정리

Grossly various knee: 무릎의 많은 부분
Knee pain: 무릎 통증

2. 현재 환자의 약물 리스트

Unknown

3. 퇴행성 골관절염 정의

관절연골이 닳아 없어지면서 국소적인 퇴행성 변화가 나타나는 질환으로 퇴행성 관절질환 (Degenerative Joint Disease: DJD), 또는 골관절염 (Osteoarthritis: OA)이라고도 칭함

4. 치료 약물 종류

NSAIDs

Salicylates – Aspirin, Salsalate, Diflunisal, Magnesium choline salicylate, Sodium salicylate

Propionic Acid derivatives – Fenoprofen, Flurbiprofen, Ibuprofen, Ketoprofen, Naproxen, Oxaprozin

Acetic Acid derivatives – Diclofenac, Etodolac, Indomethacin, Ketorolac, Nabumetone, Sulindac, Tolmetin

Anthranilic Acids – Meclofenac sodium

Oxicam Derivatives – Piroxicam, Meloxicam

Cyclooxygenase-2 Inhibitors – Celecoxib

통풍 Gout

환자번호: _ 성별: M 나이: 29세 신장: 171cm 체중: 68kg 입원일 : ○/○/○

Chief complain

both foot pain ć swelling (Lt >> Rt (onset: 7일 전)

Present illness

3년 전 brain tumor로 OP 받은 후 하반신 마비로 본원 RM opd f/w 중. 평소, 상기 Sx mild하게 있어 통풍이라 듣고 Mx 받지는 않다가, 7일 전부터 상기 Sx 심해져 ER visit
ER에서 L/A하에, I&D 시행
– blood fluid ć chalk like material 다량 나옴 (squeezed out).

Past medical history

DM/ HTN/ Tbc/ hepatitis (–/–/–/–)
OP/ Adm (+/+); 3년 전 brain tumor로 본원에서 OP (arachnoid cyst)
current med :

Social history

smoking (–)
drinking (–)
occupation :

Systemic review

General weakness / easy fatigue (–/–)
Headache/ Dizziness (–/–)
fever/ chill (–/–)
Cough/ Sputum/ Rhinorrhea (–/–/–)
chest pain/ dyspnea (–/–)
abdominal pain (–)
Anorexia/ Nausea/ Vomiting/ Diarrhea/ Constipation (–/–/–/–/–)
urination
defecation

Physical exam

Vital sign : 110 / 70 – 76 – 20 – 36.0
General appearance:
mental state : alert
Head & ENT : isocoric pupil č L/R (–/–)
anicteric sclera, non anemic conjunctiva
Chest : BSE
CBS without rale & wheezing
RHS without murmur
Abdomen : soft & flat
T/RT (–/–)
B/E : CVAT (–/–)
PTPE (–/–)

X-ray

Lt MCP; osteolytic change
non–specific bone abn. lesion

ECG

Lab

CBC : – – –
é(electrolytes) : – – –
BUN/Cr : /
OT/PT/T–bil : / /
pro/ Alb : /
CRP :
uric acid: 9.5

Problem list

#1. gouty arthiritis. big toe. Lt
#2. r/o infectious arthritis 1st MTP jt. Lt

Assessment & plan

#1. short leg splint keep. daily dressing
2. cholchicine. NSAID. IV anti
3. PRN) 1&D

Impression

입원 2일
cholchicine 투여 후 uric acid: 95 → 8.3. pain improved
dressing done; local heat ↓
old blood type discharge (+)
amount는 감소. chalk like meterial ↓ ↓
microscopic joint fluid exam에서 urate crystal 의심된다고 함
A : Gouty arthritis
P : infection sign 남아 있고, wd (1&D) 있어 IN anti 유지
NSAID, allopurinol 유지 요법 start

입원 3일
wd dressing 시행함 (swelling 감소, local heat ±)
squeezing하자, 소량의 old blood 배액됨 (chalk like material은 거의 없음)
olchicine으로 인한 diarrhea 있어 대증 치료함
P : NSAID + Allopurinol 유지
Wd는 drain (gauze) 유지

입원 4일
wd dressing 시행함
swelling local heat 거의 사라짐. tenderness (+)
wd에서 극소량의 맑은 discharge 나옴. drain 빼고 wd dressing 함
IV anti → po change (wd healing 후)
다음 주 PT consult (d/t paraplesia)

1. 용어 정리

Tumor: 종양
Chalk: 석회
Swelling: 부종
Brain tumor: 뇌 종양

2. 현재 환자의 약물 리스트

Colchicine
NSAID

3. 통풍의 정의

통풍(Gout)은 고요산혈증(Hyperuricemia)에 의한 요산의 대사에 이상이 초래된 경우 또는 급성적, 만성적, 재발적 관절염 및 monosodium urate의 침착을 초래하는 질환을 의미함

4. 통풍 치료 약물들

Uricosuric drugs : Probenecid< Sulfinpyrazone

Xanthine-oxidase inhibitors Allopurinol

Colchicine

Corticosteroids Prednisone

NSAIDs

Propionic Acid derivatives – Fenoprofen, Flurbiprofen, Ibuprofen, Ketoprofen, Naproxen, Oxaprozin
Acetic Acid derivatives – Indomethacin, Sulindac, Tolmetin
Anthranilic Acids – Meclofenac sodium
Oxicam Derivatives – Piroxicam

Rasburicase

Case 36

폐렴 pneumonia

환자번호: _ 성별: F 나이: 26세 신장: 157cm 체중: 50kg 입원일 : ○/○/○

Chief complain

cough, yellowish, sputum (onset: 4DA)

Present illness

내원 4일전 cough, yellowish, sputum, chest discomfort 발생하고 밤에 fever, sweating sign 있다가 아침 되면 subside 내원 3일전 ER에서, Augmentin 1.2g iv, 2일전 ketotolac 30mg iv 하였으나 증상 지속되어 ER 통해 adm

Past medical history

DM/ HTN/ Tbc/ hepatitis (−/−/−/−)
OP/ Adm (−/−)
current med :

Social history

smoking (−)
drinking (−)
occupation : ER nurse

Systemic review

General weakness / easy fatigue (−/−)
Headache/ Dizziness (−/−)
fever/ chill (+/+)
Cough/ Sputum/ Rhinorrhea (+/+/−) ; yellowish
chest pain/ dyspnea (−/−) ; chest discomfort (cough시)
abdominal pain (−)
Anorexia/ Nausea/ Vomiting/ Diarrhea/ Constipation (−/−/−/−/−)
urination, defecation] WNL

Physical exam

Vital sign : 100 / 60 − 80 − 22 − 36.8
General appearance: not ill looking
mental state : alert
Head & ENT : isocoric pupil č L/R (−/−)
anicteric sclera, non anemic conjunctiva
Chest : BSE
CBS without rale & wheezing
RHS without murmur
Abdomen : soft & flat
T/RT (−/−)
B/E : CVAT (−/−)
PTPE (−/−)

X-ray

hazziness in RLLF

ECG

Lab

CBC : 6470 − 11.8 − 36 − 284K
é(electrolytes) : 140 − 3.9 − 103 − 25
BUN/Cr : 1.0 / 0.8
OT/PT/T−bil : 43 / 48 / 0.3
pro/ Alb : 7.6 / 4.5
CRP : 5.2

Problem list

#1. pneumonia

Assessment & plan

#1. blood culture, sputum S/C, AFB stain
− VNA 3mg IV q6hr

Impression

입원 4일
S : 기침, 가래 줄었음
O : CxR 상 improving state
blood culture
sputum S/C all negative
AFB
A : pneumonia improving state
P : current Mx 유지

1. 용어 정리

Hazziness in RLLF: right lower lung field– 오른쪽 폐의 하부 영역 뿌옇게 보임
Fever: 발열 Sweating sign: 발한 (땀) Subside: 가라앉음 (증상)

2. 현재 환자의 약물 리스트

VNA 3mg

3. 폐렴의 정의

폐렴은 종말세기관지의 원위부인 호흡세기관지, 폐포관, 폐포낭 및 폐포로 구성된 폐실질의 염증성 감염성 질환으로 발열, 기침 등의 임상증상, 수포음과 같은 청진소견 및 흉부방사선 이상 소견 등을 보임. 폐렴은 원인균주, 역학, 임상양상 및 경과가 환자 및 연령에 따라 다양하며, 또한 동시에 다른 여러 감염질환들에 대한 평가도 모두 포함해야 하는 질환군이므로 이에 대한 평가와 폐렴을 일으키는 원인균을 정확히 확인하는 것이 중요.
주요 원인 세균들에는 Streptococcus pneumoniae, Haemophilus influenzae, Moraxella catarrhalis, Mycoplasma pneumonia, Staphylococcus aureus 등이 있으며, 바이러스 및 진균감염에 의해 발병하기도 함.

4. 폐렴 치료 약물들

1) Streptococcus pneumoniae
만일 Penicillin–susceptible (MIC < 1 μg/mL)이면
Penicillin G or V, Amoxicillin, Ceftriaxone or cefotaxime, Cefuroxime axetil
만일 Penicillin–resistant (MIC > 2 μg/mL)이면
Antipneumococcal fluoroquinolone
2) Haemophilus influenzae: 2nd– or 3rd–generation cephalosporin, Trimethoprim–sulfamethoxazole (TMP–SMX)
3) Moraxella catarrhalis: 2nd– or 3rd–generation cephalosporin, Trimethoprim–sulfamethoxazole (TMP–SMX),
Amoxicillin/clavulanate, Fluoroquinolone ± rifampin
4) Mycoplasma pneumonia: Doxycycline, Erythromycin
5) Chlamydia pneumonia : Doxycycline, Erythromycin
6) Staphylococcus aureus
만일 Methicillin–sensitive이면 Nafcillin or oxacillin
만일 Methicillin–resistant이면 Vancomycin
7) Enterobacteriaceae: 2nd– or 3rd–generation cephalosporin, Fluoroquinolone
8) Anaerobes: Clindamycin, Beta–lactam/beta–lactamase inhibitor, Metronidazole + penicillin
9) Pseudomonas aeruginosa: Aminoglycoside + antipseudomonal beta–lactam (piperacillin, ceftazidime, cefepime, aztreonam, carbapenem)
10) Influenza A: Oseltamivir, Zanamavir

5. 항생제의 종류

1) Penicillins: Penicillin V, Penicillin G, Ampicillin, Amoxicillin, Oxacillin/nafcillin, Ticarcillin, Piperacillin
2) Beta-lactamase Inhibitors: Augmentin, Unasyn, Timentin, Zosyn
3) Cephalosporins: Cefazolin, Cephalexin, Cefuroxime, Cefaclor, Loracarbef, Cefotaxime, Ceftriaxone, Cetrazidime, Cefpodoxime, Cefepime
4) Carbapenems: Imipenem, Meropenem
5) Macrolides: Erythromycin, Clarithromycin, Azithromycin
6) Fluoroquinolones: Levofloxacin, Ciprofloxacin, Gatifloxacin, Moxifloxacin
7) Aminoglycosides: Gentamicin, Tobramycin, Amikacin
8) Miscellaneous: Trimethoprim–sulfamethoxazole (TMP–SMX), Doxycycline, Rifampin, Metronidazole, Vancomycin

Case 37

폐결핵 Pulmonary tuberculosis

환자번호: _ 성별: M 나이: 30세 신장: 174cm 체중: 61.25kg 입원일 : ○/○/○

Chief complain

hemoptysis (onset: 3-4DA)

Present illness

previous healthy state. 내원 2주 전 문경 local IM에서 sputum AFT 2+ & CxR 상 RUL patchy hazziness로 active pul. Tbc dx 후 Mx 중. 내원 3-4일전부터 간간이 blood tinged sputum 있고 당 일 소주 반 잔 정도의 hemoptysis 있어 ER 통해 adm.

Past medical history

DM/ HTN/ Tbc/ hepatitis (−/−/+/−)
OP/ Adm (−/−)
current med : anti Tbc

Social history

smoking (−)
drinking (−)
occupation :

Systemic review

General weakness / easy fatigue (−/−)
Headache/ Dizziness (−/−)
fever/ chill (−/−)
Cough/ Sputum/ Rhinorrhea (+/+/−) ; yellowish
chest pain/ dyspnea (−/−)
abdominal pain (−)
Anorexia/ Nausea/ Vomiting/ Diarrhea/ Constipation (−/+/−/−/−) ; 약 먹을 때
urination ⎤ well
defecation ⎦

Physical exam

Vital sign : 150 / 90 − 78 − 18 − 36.8
General appearance:
mental state : alert
Head & ENT : isocoric pupil č L/R (++/++)
anicteric sclera, non anemic conjunctiva
Chest : BSE
CBS without rale & wheezing
RHS without murmur
Abdomen : soft & flat
T/RT (−/−)
B/E : CVAT (−/−)
PTPE (−/−)

X-ray

ECG

WNL

Lab

CBC : 7000 − 14.2 − 39.7 − 214K
é(electrolytes) : 141 − 4.1 − 102 − 29
BUN/Cr : 24 / 1.1
OT/PT/T−bil : 40 / 77 / 0.3
pro/ Alb : /
CRP : 1.68

Problem list

#1. pul Tbc
#2. hemoptysis

Assessment & plan

#1. pul Tbc
− active
; anti − Tbc 지속
#2. hemoptysis
− d/t #1.
; transamic acid & anti − tussive med

Impression

progress note

입원 3일
sputum AFB 2+
− 향후 culture에서 자라면 AFB Drug sensitivity test 시행 바람
anti − Tbc & transamic acid 투여 후 Sx 호전되어 OPD f/w 함
gastric soreness Sx 있어 rebamipide 투여
mild LFT elevation
OT/PT : 40/77 → 29/43; f/w 바람

1. 용어 정리

Hemoptysis: 객혈
Pul. Tbc: 폐결핵
LFT elevation: 간기능 검사에서 간효소 증가
Hazziness: 뿌옇게 보임 (X-ray 상)
blood tinged sputum: 혈액이 약간묻은 객담

2. 현재 환자의 약물 리스트

Rebamipide

3. 결핵의 정의

Mycoplasma tuberculosis 균주는 an "acid-fast" bacillus (AFB)으로 폐결핵(pulmonary TB)을 유발시키는 데 이미 폐결핵에 감염된 환자가 호흡 시 발생시키는 균주를 포함한 droplets 이 공중에 떠 있다가 면역이 저하된 사람이 호흡에 의해 흡입 시 폐에 침입하여 정착한 다음 폐실질세포에 염증과 감염을 유발시키는 질환. AFB는 an "acid-fast" bacillus로써 resistance to decolorization by acid alcohol after staining with basic fuchsin를 갖는 그램음성간균을 의미한다.

4. 폐결핵(pulmonary TB) 치료 약물들

1) First-line agents

Isoniazid(INH),
Rifampin(RIF), Rifabutin, Rifapentine,
Pyrazinamide(PZA), Ethambutol(EMB)

2) Second-line agents

Cycloserine, Ethionamide, Streptomycin, Amikacin, Capreomycin, Para-aminosalicylic acid(PAS), Levofloxacin, Moxifloxacin, Gatifloxacin

3) 치료 Regimen

Initial Phase			Continuation Phase		
Regimen	Drugs	Interval and Doses (minimal duration)	Regimen	Drugs	Interval and Doses (minimal duration)
1	INH RIF PZA EMB	7 days/wk for 56 doses (8 wk) or 5 days/wk for 40 doses (8 wk)	1a 1b 1c	INH/RIF INH/RIF INH/RPT	7 days/wk for 126 doses (18 wk) or 5 days/wk for 90 doses (18 wk) Twice weekly for 36 doses (18 wk) Once weekly for 18 doses (18 wk)
2	INH RIF PZA EMB	7 days/wk for 14 doses (2 wk) then twice weekly for 12 doses (6 wk) or 5 days/wk for 10 doses (2 wk) then twice weekly for 12 doses)	2a 2b	INF/RIF INH/RPT	Twice weekly for 36 doses (18 wk) Once weekly for 18 doses (18 wk)
3	INH RIF PZA EMB	3 times weekly for 24 doses (8 wk)	3a	INH/RIF	3 Times weekly for 54 doses (18 wk)
4	INH RIF EMB	7 days/wk for 56 doses (8 wk) or 5 days/wk for 40 doses (8 wk)	4a 4b	INH/RIF INH/RIF	7 days/wk for 217 doses (31wk) or 5 days/wk for 155 doses (31 wk) Twice weekly for 62 doses (31 wk)

Case 38

결핵 tuberculosis

환자번호: _ 성별: F 나이: 49세 신장: 158cm 체중: 52.2kg 입원일 : ○/○/○

Chief complain

for w/u (onset:)

Present illness

appendectomy. 20년 전 pul Tbc 진단 後 Mx하여 완전 판정 받음. 내원 3개월 전 보건소에서 건강 검진 시행시 CxR 상 이상소견 보여 효성 병원 방문. CxR, C-CT상 LUL cavitary mass 보여 약 복용하였으나 f/u CxR 상 변화없어 w/u 위해 adm

Past medical history

DM/ HTN/ Tbc/ hepatitis (−/−/+/−)
OP/ Adm (+/−)
current med :

Social history

smoking (−) drinking (−)
occupation :

Systemic review

General weakness / easy fatigue (−/−)
Headache/ Dizziness (−/−)
fever/ chill (−/−)
Cough/ Sputum/ Rhinorrhea (−/−/−)
chest pain/ dyspnea (−/−)
abdominal pain (+)
Anorexia/ Nausea/ Vomiting/ Diarrhea/ Constipation (−/−/−/−/−)
urination, defecation — WNL

Physical exam

Vital sign : 110 / 70 − 80 − 26 − 37.8
General appearance: not so ill looking
mental state : alert
Head & ENT : isocoric pupil č L/R (++/++)
anicteric sclera, non anemic conjunctiva
Chest : BSE
CBS without rale & wheezing
RHS without murmur
Abdomen : soft & flat
T/RT (−/−)
B/E : CVAT (−/−)
PTPE (−/−)

X-ray

mass in LUL
steaky and nodular shadow in LULF− Tb active
otherwise no active lesion in lung

ECG

Lab

CBC : 6280 − 11.8 − 39.7 − 221K
é(electrolytes) : 140 − 3.7 − 107 − 23
BUN/Cr : 14 / 0.8
OT/PT/T−bil : 18 / 21 / 0.3
pro/ Alb : 6.1 / 4.0
CRP : 0.15 ESR : 5 AVP : 170

Problem list

#1. LUL mass
#2. abd. soreness

Assessment & plan

#1. r/o cavitary Tbc
r/o Lung cancer
− sputum study. γ −lab. PCNA
prn)f/w C−CT
− w/u 후 결정
#2. r/o gastritis
− GFS. supportive care

Impression

#1. r/o cavitary Tbc
r/o lung cancer

입원 3일
O : sputum AFB (−)
C−CT ; granuloma > malignancy
A & P : 확진 위해 PCNA 고려

입원 6일
O : GFS 시행 − WNL
PCNA 시행 − pneumothorax
A : 과거 사진 구하려 하였으나, 최근 2년간 방문한 적 없어 구할 수 없었음
P : O_2 apply

입원 8일
O : cytology − atypical cell
A & P : re PCNB (GVN Bx)

입원 9일
O : PCNB 시행
f/w CxR − pneumothorax improved
A & P : Bx 결과 확인

입원 13일
O : Bx − necrosis tissue & Bacilli 덩어리 (+)
A : 아직 AFB stain 안 되어서 stain 후 치료 결정
P : AFB stain 후 결정

* 퇴원 요약지 상
Bx 상 tuberculosis, Ziehle−Neelsen stain reveals numerous AFB but, PAS & GMS show no pathogenic organism 나와 pul Tbc dx 되었음

1. 용어 정리

Appendectomy: 맹장제거수술
Soreness: 저림, 쑤심
Granuloma: 육아종
PCNA: Proliferating Cellular Nuclear Antigen
AFB: acid-fast bacillus
Cavitary mass: 복강내 물질(종양)
Gastritis: 위염
Malignancy: 악성종양
Pneumothorax: 기흉
Necrosis: 괴사

2. 현재 환자의 약물 리스트

Unknown

3. 결핵의 정의

Mycoplasma tuberculosis 균주는 an "acid-fast" bacillus (AFB)으로 폐결핵(pulmonary TB)을 유발시키는 데 이미 폐결핵에 감염된 환자가 호흡 시 발생시키는 균주를 포함한 droplets 이 공중에 떠 있다가 면역이 저하된 사람이 호흡에 의해 흡입 시 폐에 침입하여 정착한 다음 폐실질세포에 염증과 감염을 유발시키는 질환이다. AFB는 an "acid-fast" bacillus로써 resistance to decolorization by acid alcohol after staining with basic fuchsin를 갖는 그램음성간균을 의미한다.

4. 폐결핵(pulmonary TB) 치료 약물들

1) First-line agents

Isoniazid(INH),
Rifampin(RIF), Rifabutin, Rifapentine,
Pyrazinamide(PZA), Ethambutol(EMB)

2) Second-line agents

Cycloserine, Ethionamide, Streptomycin, Amikacin, Capreomycin, Para-aminosalicylic acid(PAS), Levofloxacin, Moxifloxacin, Gatifloxacin

3) 치료 Regimen

Initial Phase			Continuation Phase		
Regimen	Drugs	Interval and Doses (minimal duration)	Regimen	Drugs	Interval and Doses (minimal duration)
1	INH RIF PZA EMB	7 days/wk for 56 doses (8 wk) or 5 days/wk for 40 doses (8 wk)	1a 1b 1c	INH/RIF INH/RIF INH/RPT	7 days/wk for 126 doses (18 wk) or 5 days/wk for 90 doses (18 wk) Twice weekly for 36 doses (18 wk) Once weekly for 18 doses (18 wk)
2	INH RIF PZA EMB	7 days/wk for 14 doses (2 wk) then twice weekly for 12 doses (6 wk) or 5 days/wk for 10 doses (2 wk) then twice weekly for 12 doses)	2a 2b	INF/RIF INH/RPT	Twice weekly for 36 doses (18 wk) Once weekly for 18 doses (18 wk)
3	INH RIF PZA EMB	3 times weekly for 24 doses (8 wk)	3a	INH/RIF	3 Times weekly for 54 doses (18 wk)
4	INH RIF EMB	7 days/wk for 56 doses (8 wk) or 5 days/wk for 40 doses (8 wk)	4a 4b	INH/RIF INH/RIF	7 days/wk for 217 doses (31wk) or 5 days/wk for 155 doses (31 wk) Twice weekly for 62 doses (31 wk)

Case 39

감염성 심내막염 Infectious Endocarditis: IE

환자번호: _ 성별: F 나이: 45세 신장: _ 체중: 58kg 입원일 : ○/○/○

Chief complain

fever, confused mentality (onset: 1day)

Present illness

10년 전 valve replacement OP Hx (+) 이후 warfarin 복용 중. 3년 전 LT MCA (sup) infarction으로 adm 이후 full recover된 상태. 하루 전, febrile sense, chilling sense 있고, fever 있었으나 별다른 Mx 없었고, 내원 3hr 전 방에서 혼자 횡설수설하는 것 발견되어 ER 내원

Past medical history

DM/ HTN/ Tbc/ hepatitis (−/−/−/−)
OP/ Adm (−/−)
current med :

Social history

smoking (−)
drinking (−)
occupation :

Systemic review

General weakness / easy fatigue (−/−)
Headache/ Dizziness (±/+) HA; 3일 전 발생. 현재는 (−)
fever/ chill (+/−)
Cough/ Sputum/ Rhinorrhea (−/−/−)
chest pain/ dyspnea (−/−)
abdominal pain (−)
Anorexia/ Nausea/ Vomiting/ Diarrhea/ Constipation (−/−/−/−/−)
urination, defecation] well

Physical exam

Vital sign : 120 / 70 − 102 − 96 − 40
General appearance: acute ill looking
mental state : confused speech; NL, orientation 있으나, 간헐적으로 엉뚱한 말을 함
Head & ENT : isocoric pupil č L/R (++/++) no neck stiffness
anicteric sclera, non anemic conjunctiva
Chest : BSE
CBS without rale & wheezing
RHS without murmur
Abdomen : soft & flat
T/RT (−/−)
B/E : CVAT (−/−)
PTPE (−/−)

Problem list

#1. r/o bacterial meningitis
#2. s/p LT MCA infarction
#3. s/p valve replacement op (prosthetic valve)

Assessment & plan

#1. Brain CT; LT MCA territory, old infarction
#2. CSF study. pr 17 cm H_2O
RBC 4/WBC 51 (poly 98%)
protein/glu: 66.9/70 (serum 30)
INR: 1.33, P/T 66000
#3. anti start

Impression

#1. r/o meningtis less likely

입원 2일
O : fever 37.5−38℃에서 fructuation
→ Rt eye conjunctival injection continued
→ 아침 식사 후 general appearance; Rt central type facial palsy
Rt hemiparesis GIV/GIV
⇒ r/o Rt pure motor stroke
P : #1. B−MRI (B); Lt ACA, both MCA territory multifocal HSI
→ embolic infarction
#2. Echo
#3. OT & IN consult
환자 10years, MS OP 이후 prosthetic valve replacement state로 이후 warfarin 복용 중 → INR fructuation 있고, 2년 전 Lt MCA infarction 이후, mild sequal 남은 상태. CRT hemiplegic gart) 입원일 → INR 1.33, 20 → INR 1.45

Echo 결과; EF= 50%
prosthetic MV의 motion은 양호
No visible paravalvular leakage.
but MV antpart에 mobile thlead- likely material ⇒ r/o vegetation
∴ r/o infectious endocarditis
OT consult 상; both vreifts
Rt eye retinal hrnr.
→ r/o Roth's spot 추정됨
→ ∴ r/o infections endocarditis
ER에서 시행한 Blood culture; S. aureus conlony
이상의 소견을 종합하여 infective endocarditis meningitis & septic emboli에 의한 infarction으로 보임.
P : #1. 지속적인 Anti 사용
→ (vanco 1g q12hr + ceftriaxone 2g q12hr)
#2. INR f/w

입원 3일
O : 1. Rt inguinal area pain 호소
Rt reg edematous, dorsalts pedis weak 촉진됨
→ 외과 consult; r/o VT
→ warfarin 유지. C (INR 2~3 유지)
leg elevation & elastic stocking
leg doppler recommend
2. RR fructuation (20~40회)
ABGA 7.523 - 28.1 - 84.5 - 23.4
G. condition 변동은 없음
→ r/o pul embolism 가능성 큰 상태
→ D/C B check- FDP 16.3, D-dimer 4772
→ warfarin 지속 복용하면서 losed observation
3. 금일 INR 2.35로 1일만에 급상승되어, warfarin skip 후 INR re check 예정
4. IN consult 상
daily blood culture/ESR/CRP. f/w
ER에서 시행한 culture에서 자란 S. aureus가 MSSA or MRSA인지 확인
(anti change 가능)
→ 금일 subculture 결과 아직 나오지 않은 상태에서 vanco + GM + RFP start

감염성 심내막염 Infectious Endocarditis: IE

환자번호: _ 성별: F 나이: 45세 신장: _ 체중: 58kg 입원일 : ○/○/○

1. 용어 정리

Confused mentality: 혼동(횡설수설)
Stiffness: 경직
Prosthetic valve: 인공합성판막
Valve replacement: 판막이식
Old infarction: 오래된 경색
INR: Internatio
PT: sGPT- serum glutamic pyruvate transaminase
Facial palsy: 얼굴 신경 마비
Embolic infarction: 색전뇌경색증
Meningitis: 뇌수막염 (Bacterial meningitis: 세균성 뇌수막염)
Vegetation: 증식 (세균 및 혈전의 침착물 증식)
MSSA: Methicillin sensitive Staphylococcus aureus
MRSA: Methicillin resistant Staphylococcus aureus
Elastic stocking: 탄성 양말
Doppler: 도플러- 초음파
Inguinal area: 서혜부
MIC: minimum inhibitory concentration- 최소 저해농도

2. 현재 환자의 약물 리스트

Vancomycin
Gentamycin
Rifampin

3. 감염성 심내막염 (Infectious Endo-carditis IE)의 정의

심실 및 심방내벽(endocardium)을 둘러싼 심내막의 염증으로 심장판막(endocardium valve)의 염증을 주로 의미하는데, 세균 및 진균 등의 감염과 이에 대한 신체의 방어기전이 주된 원인이며, 임상적 증상 및 여러 환자의 medical history, 혈액검사를 통한 균주의 발견에 의한 진단에 의거해 치료약물 및 치료 기간이 결정됨
주요 원인 균주들 및 임상증상 및 위험인자들은 다음과 같음

1) Streptococcus viridans subacute, nonspecific, subtle 증상이 주로 2-3개월 지속적으로 발현

2) Staphylococcus aureus : IV drug 중독자 및 인공판막환자(pts with prosthetic cardiac valves)에서 발병함

3) Staphylococcus epidermidis 인공판막환자(pts with prosthetic cardiac valves)에서만 발병함

4) Enterococcus faecalis and Enterococcus faecium A synergistic combination of these antibiotics with an aminoglycoside에 의한 치료가 필수적임

5) HACEK Microorganisms 드무나 발병을 일으키는 그램음성균주들

6) Fungal Endocarditis 드무나 발병 시 치명적이고 Candida albicans가 주요 원인진균임

4. 천식 치료 약물들

1) Native Valve Endocarditis Caused by Highly Penicillin-Susceptible Viridans Group Streptococci and Streptococcus bovis
: Aqueous crystalline penicillin G sodium 또는 Ceftriaxone sodium plus
Gentamicin sulfate 또는 Vancomycin hydrochloride

2) Native Valve Endocarditis Caused by Strains of Viridans Group Streptococci and Streptococcus bovis Relatively Resistant to Penicillin

: Aqueous crystalline penicillin G sodium 또는 Ceftriaxone sodium plus
Gentamicin sulfate 또는 Vancomycin hydrochloride

3) Endocarditis of Prosthetic Valves or Other Prosthetic Material Caused by Viridans Group Streptococci and Streptococcus bovis

만일 Penicillin-susceptible strain (MIC ≤ 0.12 ug/mL)이면
Aqueous crystalline penicillin G sodium 또는 Ceftriaxone sodium plus
Gentamicin sulfate 또는 Vancomycin hydrochloride
만일 Penicillin relatively or fully resistant strain (MIC> 0.12 ug/mL)
Aqueous crystalline penicillin G sodium 또는 Ceftriaxone sodium plus
Gentamicin sulfate 또는 Vancomycin hydrochloride

4) Endocarditis Caused by Staphylococci in the Absence of Prosthetic Materials

만일 Oxacillin-susceptible strains 이면
Nafcillin or oxacillin with Optional addition of gentamicin sulfate
만일 For penicillin-allergic (non-anaphylactoid type) 환자이면
Cefazolin with Optional addition of gentamicin sulfate
만일 Oxacillin-resistant strains이면
Vancomycin

5) Prosthetic Valve Endocarditis Caused by Staphylococci

만일 Oxacillin-susceptible strains이면
Nafcillin or oxacillin plus Rifampin plus Gentamicin
만일 Oxacillin-resistant strains 이면
Vancomycin plus Rifampin plus Gentamicin

6) Native Valve or Prosthetic Valve Endocarditis Caused by Strains Susceptible to Penicillin, Gentamicin, and Vancomycin

Ampicillin sodium 또는 Aqueous crystalline penicillin G sodium plus
Gentamicin sulfate 또는 Vancomycin hydrochloride

7) Native Valve or Prosthetic Valve Endocarditis Caused by Strains Susceptible to Penicillin, Streptomycin, and Vancomycin and Resistant to Gentamicin

Ampicillin sodium 또는 Aqueous crystalline penicillin G sodium plus
Streptomycin sulfate 또는 Vancomycin hydrochloride

8) Native or Prosthetic Valve Enterococcal Endocarditis Caused by Strains Resistant to Penicillin and Susceptible to Aminoglycoside and Vancomycin

만일 β-Lactamase-producing strain 이면
Ampicillin-sulbactam plus
Gentamicin sulfate 또는 Vancomycin hydrochloride
만일 Intrinsic penicillin resistance 이면
Vancomycin hydrochloride plus
Gentamicin sulfate

9) Native or Prosthetic Valve Enterococcal Endocarditis Caused by Strains Resistant to Penicillin, Aminoglycoside, and Vancomycin

E. faecium균주이면
Linezolid 또는 Quinupristin-dalfopristin
E. faecalis균주이면
Imipenem/cilastatin plus Ampicillin sodium 또는
Ceftriaxone sodium plus Ampicillin sodium

10) Both Native and Prosthetic Valve Endocarditis Caused by HACEK Microorganisms

Ceftriaxone sodium 또는 Ampicillin-sulbactam 또는 Ciprofloxaci

Case 40

뇌수막염 meningitis

환자번호: _ 성별: F 나이: 생후 2개월(GA 40W) 신장: 54cm 체중: 4.5kg (출생시 3.2kg) 입원일 : ○/○/○

Chief complain

fever (onset: 1일 전)

Present illness

내원 1일 전, fever 38.5℃로 C지역 소재 병원 방문 후, CBC 상 WBC 11600 나와 adm 권유 받았으나, 본원 ER 방문함.

Past medical history

DM/ HTN/ Tbc/ hepatitis (−/−/−/−)

OP/ Adm (−/−)

current med :

Social history

smoking (−)

drinking (−)

occupation :

Systemic review

General weakness / easy fatigue (−/−)

Headache/ Dizziness (−/−)

fever/ chill (+/−)

Cough/ Sputum/ Rhinorrhea (−/−/−)

chest pain/ dyspnea (−/−)

abdominal pain (−)

Anorexia/ Nausea/ Vomiting/ Diarrhea/ Constipation (−/−/−/−/−)

urination ┐ well
defecation ┘

Physical exam

Vital sign : 72 / 32 − 170 − 48 − 38.4

General appearance:

mental state : alert

Head & ENT : isocoric pupil č L/R (++/++)

anicteric sclera, non anemic conjunctiva

Chest : BSE

CBS without rale & wheezing

RHS without murmur

Abdomen : soft & flat

T/RT (−/−)

B/E : CVAT (−/−)

PTPE (−/−)

X-ray

ECG

Lab

CBC : 12.9 − 36.6 − 10900 − 204K (31/50/13)

é(electrolytes) : 137 − 5.6 − 105 − 20

BUN/Cr : 8 / 0.4

OT/PT/T−bil : 36 / 21 / 0.9

pro/ Alb : 5.7 / 3.9

CRP : 0.12 Glu: 83

u/A WBC ±

CSF. RBC 1310, WBC 21 (t−tap x)

poly 30 mono 70

pro 83 glu 49

Problem list

#1. meningitis. r/o HSV encephalitis

meningitis

bacterial meningitis

→ 1. antibiotics

2. acyclovir

3. CSF 결과 확인 (culture)

4. HSV PCR, bacterial Ag 확인

Assessment & plan

entero virus PCR 확인

Impression

입원 11일

S : fever (−)

O : well looking app.

HSV PCR (−)

entero virus PCR (−)

CSF culture 최종결과 (−)

bacterial Ag 5종 (−)

퇴원요약지:

내원 1일 전 38.5℃ check 되어 local clinic 방문− CBC 상 WBC 11600 나와 ER 방문. CSF tapping 상, RBC 1310, WBC 21, poly 30, mono 70, pro 83, glu 49로 나와 meningitis Dx하에 Brain MRI 찍고 VNA + Ceftriaxone + Acyclovir 사용하고, Sx 호정되었으며, Brain MRI 상 r/o sinusitis 외에는 이상 소견없고, HSV PCR (−), entero virus PCR (−), CSF culture (−/−) 나와 discharge

1. 용어 정리

CBC: 혈액검사 (Complete Blood Count)
WBC: 백혈구(White Blood Count)
VS: 활력증후(Vital Sign)
HSV meningitis: Human Simplex Virus 뇌수막염
CSF: 척수액(Cerebro Spinal Fluid)

2. 현재 환자의 약물 리스트

Acyclovir
Bacterial Ag

3. 뇌수막염의 정의

뇌수막염(Meningitis)은 지주막강의 감염(an infection of the subarachnoid space)으로 감염된 곳으로부터 혈류(hematogenous spread)에 의해 균주가 meninges까지 전파되어 감염을 일으킴 급성 뇌수막염의 주요 증상으로는 열(Fever), 식욕부전(anorexia), 목의 뻣뻣감(nuchal rigidity : stiff neck), 두통(headache), 의식변경(altered mental status), 빛민감성(photophobia), 간질(seizures), 오심 및 구토(nausea & vomiting), Brudzinski's sign, focal neurologic deficits, Kernig's sign, septic shock, 안절부절감(irritability)이 있으며 진단은 증상과 척수액검사(CSF analysis)에 의거해 다음과 같이 진단함

Microbial Etiology	WBC Count	Predominant Cell Type	Protein	Glucose
Bacterial	〉500	PMN	Elevated	↓
Fungal	10-500	MN	Elevated	Variable
Viral	10-200	PMN or MN	Variable	Normal

4. 뇌수막염 치료 약물들

1) Penicillins

Ampicillin, Nafcillin, Penicillin G, Meropenem

2) Cephalosporins

Cefotaxime, Ceftizoxime, Ceftriaxone, Cefazidime, Cefepime

3) Aminoglycosides

Gentamicin, Tobramycin, Amikacin

4) Other agents

Chloramphenicol, Metronidazole, TMP-SMX, Vancomycin

5) 뇌수막염 치료 Regimen

Pathogen		Recommended Treatment
H. influenzae	β-Lactamase-negative	Ampicillin
	β-Lactamase-positive	Cefotaxime or ceftriaxone
N. meningitidis		Penicillin G or ampicillin
S. pneumoniae		Penicillin-sensitive: Penicillin G or ampicillin Intermediately penicillin-resistant: Vancomycin + Cefotaxime or Ceftriaxone Highly penicillin-resistant: Vancomycin + cefotazime or cetriaxome ± rifampin
S. agalactiae		Penicillin G or ampicillin + gentamicin
Enterobacteriaceae	E. coli, Klebsiella species	Cefotaxime or ceftriaxone
	Enterobacter, Serratia species	TMP-SMX
P. aeruginosa	Ceftazidime + Tobramycin	
S. aureus	Nafcillin or Oxacillin	
S. epidermidis	Vancomycin ± rifampin	

뇌수막염 meningitis

환자번호: _ 성별: M 나이: 64세 신장: 166.5cm 체중: 57.25kg 입원일 : ○/○/○

Chief complain

intermittent febrile sense, cough, sputum, G weakness

Present illness

previous healthy state로, 1년 전 low back pain을 주소로 adm. L2-3 spondylitis imp하에 w/u spine MRI →
r/o pyogenic infection
r/o Tb spondyntis
r/o tumor
PCNA → non specific inflammatory cell (+) 보여 IV anti 투여 후, 1년 전 discharge. 4개월 전 태국여행 다녀왔으나, 별 문제는 없어 퇴원. 내원 1개월 전부터 febrile chilling (주로 밤에) 지속되어, ER 경유 adm. cough (10여회/d; 발작적) sputum; whitish

Past medical history

DM/ HTN/ Tbc/ hepatitis (-/-/-/-)
OP/ Adm (-/+)
current med :

Social history

smoking (-)
drinking (-)
occupation :

Systemic review

General weakness / easy fatigue (+/-)
Headache/ Dizziness (-/-)
fever/ chill (+/+)
Cough/ Sputum/ Rhinorrhea (+/+/-)
chest pain/ dyspnea (-/-)
abdominal pain (-)
Anorexia/ Nausea/ Vomiting/ Diarrhea/ Constipation (-/-/-/-/-)
urination, defecation] well

Physical exam

Vital sign : 95 / 60 - 80 - 18 - 36.5
General appearance: acute ill looking
mental state : alert
Head & ENT : isocoric pupil č L/R (++/++)
anicteric sclera, non anemic conjunctiva
Chest : BSE
CBS without rale & wheezing
RHS without murmur
Abdomen : soft & flat
T/RT (-/-)
B/E : CVAT (-/-)
PTPE (+/+); but mild

X-ray

both CPA blunting

ECG

normal sinus rhythm

Lab

CBC : 138 - 4.5 - 104 - 20 11800 - 9.6 - 190K
é(electrolytes) : - - -
BUN/Cr : 15 / 0.8
OT/PT/T-bil : / /
pro/ Alb : 5.4 / 2.7
CRP :

Problem list

#1. Hx of spondylitis
#2. febule, chilling
#3. general weakness
#4. hypoalbuminemia
#5. both pleural effusion

Assessment & plan

#1. spondylitis → 현재 S (-)
observation
2,3. → r/o hidden infection
r/o scrula typhus
r/o spinal Tb
bx; ESR/CRP. tripple Ab
Tx; bef
4,5. pleural effusion → r/o CHF1
bx; decubitus
prn) thora, Echo CG
Ts; alb 투여 후 f/w & observation

Impression

입원 2일
#2. fever
S : chilling (+)
O : BT; 38.5℃ (peak)
blood culture; G (+) cocci (3쌍)
CRP; 4.6
A : fever (septicemia)
P : blood culture 재시행, IV anti start

1. 용어 정리

Spondylitis: 척추염
Pleural effusion: 흉막삼출
Blood culture: 혈액균주배양
Low back pain: 아래 등쪽 통증
Pyogenic infection: 열 발생형(열성) 감염
Hypoalbuminemia: 저알부민혈증
Septicemia: 패혈증
Decubitus: 누운 자세 (양와위 자세)

2. 현재 환자의 약물 리스트

Unknown

3. 뇌수막염의 정의

뇌수막염(Meningitis)은 지주막강의 감염(an infection of the subarachnoid space)으로 감염된 곳으로부터 혈류(hematogenous spread)에 의해 균주가 meninges까지 전파되어 감염을 일으킴 급성 뇌수막염의 주요 증상으로는 열(Fever), 식욕부전(anorexia), 목의 뻣뻣감(nuchal rigidity : stiff neck), 두통(headache), 의식변경(altered mental status), 빛민감성(photophobia), 간질(seizures), 오심 및 구토(nausea & vomiting), Brudzinski's sign, focal neurologic deficits, Kernig's sign, septic shock, 안절부절감(irritability)이 있으며 진단은 증상과 척수액검사(CSF analysis)에 의거해 다음과 같이 진단함

Microbial Etiology	WBC Count	Predominant Cell Type	Protein	Glucose
Bacterial	〉500	PMN	Elevated	↓
Fungal	10-500	MN	Elevated	Variable
Viral	10-200	PMN or MN	Variable	Normal

4. 뇌수막염 치료 약물들

1) Penicillins
Ampicillin, Nafcillin, Penicillin G, Meropenem

2) Cephalosporins
Cefotaxime, Ceftizoxime, Ceftriaxone, Cefazidime, Cefepime

3) Aminoglycosides
Gentamicin, Tobramycin, Amikacin

4) Other agents
Chloramphenicol, Metronidazole, TMP−SMX, Vancomycin

5) 뇌수막염 치료 Regimen

Pathogen		Recommended Treatment
H. influenzae	β-Lactamase-negative	Ampicillin
	β-Lactamase-positive	Cefotaxime or ceftriaxone
N. meningitidis		Penicillin G or ampicillin
S. pneumoniae		Penicillin-sensitive: Penicillin G or ampicillin Intermediately penicillin-resistant: Vancomycin + Cefotaxime or Ceftriaxone Highly penicillin-resistant: Vancomycin + cefotazime or cetriaxome ± rifampin
S. agalactiae		Penicillin G or ampicillin + gentamicin
Enterobacteriaceae	E. coli, Klebsiella species	Cefotaxime or ceftriaxone
	Enterobacter, Serratia species	TMP-SMX
P. aeruginosa	Ceftazidime + Tobramycin	
S. aureus	Nafcillin or Oxacillin	
S. epidermidis	Vancomycin ± rifampin	

빈혈 anemia

환자번호: _ 성별: F 나이: 15세 신장: 155cm 체중: 44.1kg 입원일 : ○/○/○

Chief complain

melena (onset:)

Present illness

previous healthy state. 내원 2개월 전 감기 증상 있어 local clinic 방문 당시, lab 상 Hb 7 정도의 anemia 소견 있다 들었으나 특별한 Mx 받지 않음. 당일, 오후 7시경 갑자기 abd. pain 있은 뒤, vomiting과 melena 2회 있어 ER 통해 adm. vomiting 당시 bleeding 소견 없었다고 함

Past medical history

DM/ HTN/ Tbc/ hepatitis (−/−/−/−)
OP/ Adm (−/−)
current med : −

Social history

smoking (−)
drinking (−)
occupation : 학생

Systemic review

General weakness / easy fatigue (−/−)
Headache/ Dizziness (−/−)
fever/ chill (−/−)
Cough/ Sputum/ Rhinorrhea (−/−/−)
chest pain/ dyspnea (−/−)
abdominal pain (+)
Anorexia/ Nausea/ Vomiting/ Diarrhea/ Constipation (−/−/+/−/−)
urination
defecation

Physical exam

Vital sign : 120 / 80 − 88 − 22 − 36.5
General appearance: acute ill looking
mental state : alert
Head & ENT : isocoric pupil č L/R (++/++)
anicteric sclera, non anemic conjunctiva
Chest : BSE
CBS without rale & wheezing
RHS without murmur
Abdomen : soft & flat
T/RT (−/−)
B/E : CVAT (−/−)
PTPE (−/−)

X-ray : N−A

ECG

Lab

CBC : 13500 − 8.35 − 27.5 − 361K
é(electrolytes) : 139 − 4.2 − 103 − 21
BUN/Cr : 13 / 0.6
OT/PT/T−bil : 21 / 13 / 0.3
pro/ Alb : 9.1 / 5.6
CRP :
Amylase/Lipase : 90/28

Problem list

#1. melena
#2. anemia

Assessment & plan

L−tube & DRE
NPO & IV hydration
GFS & CFS
− IV hydration & GFS
pantoprazole & PRC transfusion

Impression

#1. r/o UGIB
#2. IDA

입원 2일
S : 혈변 없음 O : GFS 상 WNL
A : r/o GI bleeding P : 내일 CFS 시행

입원 3일
S : 배고픔
O : CFS 상 WNL
Hb 8.35 MCV 64%
Fe/ TIBC/ ferritin : 19/521/
PBS 상 IDA
A : IDA
P ; Discharge & OPD f/w
* peripheral blood cell morphology
CBC
Hb/ MLV/ MCHC : 7.5/ 61.9/ 28.2
WBC 12764
PLT 161
RBC microcytic hypochromic anemia
anisopoikilocytosis
WBC increase in number
and neutrophilia left shift without toxic granule
PLT Normal in number with clumping
serum iron : 19mcg/dl (65−157mcg/dl)
serum TIBC : 521 μg/dl (256−426 μg/dl)
ferritin : ng/ml (15−200ng/ml (male), 12−150ng/ml (fe))
opinion : r/o 1DA
recommendation : serum ferritin 결과 확인 요망

1. 용어 정리

GFS: Gastrofibroscopy- 위내시경
NPO: Nulli (Non) Per Os; Nothing by Mouth- 금식
Ferritin: 철과 Apoferritin의 복합물
TIBC: total iron binding capacity- 총철결합능
PBS 1DA: phosphate-buffered saline- 인산염 완충 식염수, 하루 동안

2. 현재 환자의 약물 리스트

Pantoprazole

3. 빈혈의 정의

신체 조직의 적절한 산소포화도를 유지하는 데 필요한 혈액내의 적혈구의 수치 또는 헤모글로빈의 농도의 감소(A decrease in the number of red blood cells (RBCs)/mm^3 or hemoglobin concentration in blood to levels below that required for adequate tissue oxygenation)로 진단 시 반드시 적혈구(RBC) morphology 와 pathogenesis을 포함함

진단(Diagnosis) 증상 및 혈액 검사

<Normal Hematology Values>

Laboratory Test	Pediatric	Adult	
	1-15 yr	Male	Female
RBC (mm^3)	4.7 ± 6	5.4 ± 0.7	4.8 ± 6
Hgb (g/dL)	13 ± 2	16 ± 2	14 ± 2
Hct (%)	40 ± 5	47 ± 5	42 ± 2
MCV (mm^3)	80 ± 5	87 ± 7	90 ± 9
MCH (pg/cell)	33.5 ± 2	29 ± 2	34 ± 2
MCHC (g/dL)	31-36	31-36	31-36
Erythropoietin (mU/mL)	4-26	4-26	4-26
Reticulocyte count (%)	0.5-1.5	0.5-1.5	0.5-1.5
TIBC (mg/dL)	250-400	250-400	250-400
Fe (mg/dL)	50-120	50-160	40-150
Folate (ng/mL)	7-25	7-25	7-25
RBC Folate (ng/mL)		140-960	140-960
Fe/TIBC (%)	20-30	20-40	16-38
Vitamin B_{12} (pg/mL)	〉200	〉200	〉200
Ferritin (ng/mL)	7-140	15-200	12-150

빈혈 종류:

1) Iron deficiency (microcytic) anemia – A state of negative iron balance in which the daily iron intake and store cannot meet the RBC and other body tissue needs. The body contains 3.5g of iron; 2.5g is in Hgb.

2) Megaloblastic anemia – Deficiencies of folic acid or vitamin B_{12} or by metabolic or inherited defects resulting in the inability to use these vitamins.

3) Sickle cell anemia – An inherited hemoglobin disorder characterized by a more negatively charged hemoglobin A that favors hemoglobin aggregation and polymerization resulting in sickle-shaped RBCs.

4) Anemia of chronic disease– Mild-to moderate anemia that accompanies diseases that last > 1 to 2 months.

4. 빈혈 치료 약물들

1) Iron deficiency (microcytic) anemia: Ferrous sulfate, Ferrous fumarate, Ferrous gluconate, Feosol tablets, Feostat chew tabs, Slow Fe

2) Megaloblastic anemia: Folic acid : 1mg/day for 2–3 wk to replace storage pool. Must rule out B_{12} deficiency before beginning folate
B_{12} : 30–100 ㎍/day IM × 2–3 wk; then 100 ㎍ IM Q 2–4 wk

3) Sickle cell anemia: Sodium cyanate, Urea, Clotrimazole, Cetiedil, Pentoxifylline

Case 43

백혈병 Leukemia- ALL

환자번호: _ 성별: M 나이: 48개월 신장: 105.4cm 체중: 15.8kg BSA: 0.68m² 입원일 : ○/○/○

Chief complain

yellow skin (onset: 2 months ago)

Present illness

prev healthy. 내원 2~3개월 전부터 손, 발바닥이 노랗게 변하기 시작했 고, 점점 색이 진해지면서 온몸까지 노랗게 변해 local 방문 → "귤을 많이 먹어서"라는 얘기 듣고 특별 Mx 안함. 이후 우연히 본원 OPD 방문하여 시행한 CBC 상 8.3–23–3100–71K, neti 0.6%, bil T/D: 0.5/0.1로 F/E 위해 adm

입원 2일 BM Bx & asp → ALL (Li) chromo: 46 × YC nl, male karyotype. marker: CALLA (CD10)

입원 3일~30일: 1891 induction (Pd, VCR, L–asp, IT–mix). day 7 시행한 BM에서 asp ~ 3% lymphoblast, Bx ~ 30% lymphoblast 나와

입원 30일~65일: 1882B consolidation 시행 (Pd, 6–MP, CPM, ara–C, IT–mix).

입원 65일~: 1882 interin maintenance 시행 예정 (Pd, VCR, 6–MP, MTX, IT–mix). tapping: CNS no malig cell. testis: Bx → no malig

Past medical history

DM/ HTN/ Tbc/ hepatitis (–/–/–/–)

OP/ Adm (–/–)

current med :

Social history

smoking (–)

drinking (–)

occupation :

Systemic review

General weakness / easy fatigue (–/–)

Headache/ Dizziness (–/–)

fever/ chill (–/–)

Cough/ Sputum/ Rhinorrhea (–/–/–)

chest pain/ dyspnea (–/–)

abdominal pain (–)

Anorexia/ Nausea/ Vomiting/ Diarrhea/ Constipation (–/–/–/–/–)

urination

defecation

Physical exam

Vital sign : / – – –

General appearance:

mental state :

Head & ENT : isocoric pupil č L/R (–/–)

anicteric sclera, non anemic conjunctiva

Chest : BSE

CBS without rale & wheezing

RHS without murmur

Abdomen : soft & flat

T/RT (–/–)

B/E : CVAT (–/–)

PTPE (–/–)

X-ray

ECG

Lab

CBC : – – –

é(electrolytes) : – – –

BUN/Cr : /

OT/PT/T–bil : / /

pro/ Alb : /

CRP :

Problem list

Assessment & plan

Impression

3/3 é: 133 – 3.9 – 109 – 23 pH 5.0

3/4 142 – 4.0 – 111 – 24

3/5 135 – 4.4 – 116 – 30

3/6 137 – 4.2 – 115 – 26

3/7 142 – 3.8 – 106 – 25

3/9 135 – 4.4 – 111 – 22

3/10 141 – 4.6 – 108 – 30

3/11 141 – 5.0 – 106 – 23

4/1 144 – 3.9 – 111 – 31 BUN/Cr: 10/0.6 OT/PT: 26/39

4/4 143 – 4.3 – 111 – 21 10/0.4 36/51

1. 용어 정리

Karyotype: 핵형
Lymphoblast: 림포아세포
Consolidation: 경화
Malig cell. testis: malignancy cell. testis- 고환에 악성 종양세포

2. 현재 환자의 약물 리스트

Unknown

3. 백혈병의 정의

Lymphocytic, nonlymphocytic 또는 myeloid 등의 leukocytes의 점차적 증가(progressive proliferation)에 의해 야기되는 여러 증상들을 나타내는 악성 질환으로 비정상적인 혈액세포가 다양한 장기에 축적됨으로써 다른 혈액세포의 기능이 불가능해짐. 즉, RBC 및 혈소판의 감소를 초래함. 발현양상에 따라 급성형과 만성형으로 분류될 수 있음. 또한 세포의 특징에 따라 ALL, AML, CLL, CML로 분류되명 치료법도 달라짐.

1) **급성 백혈병:** 골수(bone marrow) 및 말초(periphery)에서 비성숙형의 hematopoietic cells (blasts)의 증식(proliferation)이 특징

2) **만성 백혈병:** 발현과 병의 경과가 점차적(a more insidious onset and course)이며, lymphocytes (CLL) or granulocytes (CGL or CML)와 같은 성숙형 혈액세포가 증가(proliferation of mature cells)

3) **Acute lymphocytic leukemia (ALL):** 어린이에서 가장 흔한형(전체의 75%가 어린이환자)으로 골수의 정상세포가 비성숙형(immature) lymphoid cells로 대체된다. 예후는 백혈구 수치(WBC count)와 진단 시 연령(age at diagnosis)에 의해 크게 좌우되는데, a WBC count가 50000/mm^3 이상이거나 진단 시 환자의 연령이 1세 미만 또는 9세 이상인 경우 예후는 비교적 나쁨

4) **Acute myelocytic leukemia (AML):** 말초에서 악성형의 세포의 증가로 인해 RBCs, neutrophils와 platelets가 급속히 감소되므로써 hemocrit (Hct)와 platelet 수치가 감소된다. 즉 골수검사 시 30%이상이 비성숙형(immature)의 blast cells of myeloid origin로 구성되어 있음

5) **Chronic lymphocytic leukemia (CLL):** 25%의 환자가 무증상이며, 단지 lymphocytosis (5000/mm^3)를 가짐

6) **Chronic myelocytic leukemia (CML):** 골수에서 조절되지 않는(unregulated) granulocyte의 증가와 말초에서는 성숙형의 granulocytes의 증가를 초래

4. 백혈병(Leukemia) 치료 약물들

1) **ALL:** Prednisone, Vincristine, Asparaginase, Daunorubicin

2) **AML**

Standard therapy: Anthracycline, Daunorubicin, Idarubicin, Cytarabin, Antimetabolite
Promyelocytic leukemia: Heparin
Tumor lysis syndrome (TLS): IV hydration (2 to 3 L/day), Allopurinol, Dialysis

3) **CLL:** Chlorambucil, Corticosteroids, Fludarabine, Alemtuzumab

4) **CML:** Hydroxyurea, Interferon-α, Bone marrow tranplants, Imatinib

유방암 Breast cancer

환자번호: _ 성별: F 나이: 49세 신장: _ 체중: _ 입원일 : ○/○/○

Chief complain

palpable Rt. breast mass (onset:)

Present illness

상기 환자 내원 10일 전 상기 증상 있어 local 거쳐 Bx. USG 상 invasive ductal carcinoma 소견 보여 F/e & Mx 위해 외래 통해 입원함

Past medical history

DM/ HTN/ Tbc/ hepatitis (−/−/−/−)

OP/ Adm (−/−)

current med : ×

Social history

smoking (−)

drinking (−)

occupation :

Systemic review

General weakness / easy fatigue (−/−)

Headache/ Dizziness (−/−)

fever/ chill (−/−)

Cough/ Sputum/ Rhinorrhea (−/−/−)

chest pain/ dyspnea (−/−)

abdominal pain (−)

Anorexia/ Nausea/ Vomiting/ Diarrhea/ Constipation (−/−/−/−/−)

urination ┐ well
defecation ┘

Physical exam

Vital sign : / − − −

General appearance:

mental state :

Head & ENT : isocoric pupil č L/R (++/++)

anicteric sclera, non anemic conjunctiva

Chest : BSE

CBS without rale & wheezing

RHS without murmur

Abdomen : soft & flat

T/RT (−/−) palpable mass (−)

B/E : CVAT (−/−) PTPE (−/−)

X-ray

ECG

Lab

CBC : − − −

é(electrolytes) : − − −

BUN/Cr : /

OT/PT/T−bil : / /

pro/ Alb : /

CRP :

Problem list

Assessment & plan

Impression

1. 용어 정리

Invasive ductal carcinoma: 침윤성 관암종- 모든 유방암에서 가장 흔한 형태로 65~80%를 차지

Palpable mass: 손으로 만져지는 종양 (덩어리)

2. 현재 환자의 약물 리스트

Unknown

3. 유방암(BC)의 정의

여성의 가장 흔한 암으로 31% 정도에 해당되는데 특히 65세 이상 이후에는 더욱 위험함

1) 유방암 유발 위험인자들

강력한 위험인자: contralateral breast에서의 암 전력, 1차 가족에서의 유방암 가족력, 양성 종양, 조기월경과 늦은 폐경, 늦은 출산, 노령화

가능성 있는 위험인자: 비만, 고지방 음식, 에스트로겐의 장기사용, 음주

4. 유방암의 치료 약물들

1) Adjuvant therapy

2) Combination chemotherapy: Cyclophosphamide, Methotrexate, 5-Fluorouracil, Adriamycin, Doxorubicin, Paclitaxel (taxol), Docetaxel (taxotere), Xeloda (capecitabine)

3) Hormonal therapy: Tamoxifen

폐암 LC: Lung cancer

Case 45

환자번호: _ 성별: M 나이: 56세 신장: 159cm 체중: 65.15kg 입원일 : ○/○/○

Chief complain

whole abd pain ć distension (onset: 1시간 전)

Present illness

2년 전 Chr acute hepatitis로 OPD f/w하며 ramibudine 1년간 복용. HBs Aq/Ab (+/−), HBe Aq/Ab (+/−) DNA (−). abd sono 상 LC with splenomegaly 소견. ramibudine D/C 후 LFT 상승 소견 보여 이후 한달간 adefovir 복용함. 2년 전 stable state로 adefovir D/C 하였고, 05.4. adefovir withdrawl hepatitis로 adm. 최근 내원 3−4 DA부터 복부 팽만감 심해지면서 내원 1시간 전 갑자기 발생한 복부 통증으로 내원함

Past medical history

DM/ HTN/ Tbc/ hepatitis (−/−/−/+)

OP/ Adm (−/+)

current med :

Social history

smoking (+) 30PY smoker

drinking (−) 7YA stop

occupation :

Systemic review

General weakness / easy fatigue (−/−)

Headache/ Dizziness (−/−)

fever/ chill (−/−)

Cough/ Sputum/ Rhinorrhea (−/−/−)

chest pain/ dyspnea (−/−)

abdominal pain (+) ; distension (+)

Anorexia/ Nausea/ Vomiting/ Diarrhea/ Constipation (−/−/−/−/−)

urination / defecation] WNL

Physical exam

Vital sign : 80 / 50 − 118 − 24 − 36.5

General appearance: Acute ill looking

mental state : alert

Head & ENT : isocoric pupil č L/R (++/++)

anicteric sclera, non anemic conjunctiva / non−palpable neck mass

Chest : BSE

Decrease BS in BLLF

RHS without murmur

Abdomen : soft & flat distension

T/RT (+/−) whole abd

B/E : CVAT (−/−)

PTPE (+/+)

X-ray

linear hazziness in BLLF

r/o basal atelectasis

otherwise no active lesion in lung

ECG

Lab

CBC : 5000 − 10.2 − 30.7 − 51K

é(electrolytes) : 130 − 3.0 − 98 − 24

BUN/Cr : 10 / 1.4

OT/PT/T−bil : 105 / 54 / 2.8 AVP : 152. γ−GT : 45

pro/ Alb : 6.0 / 1.6 Amylase/Lipase : 79133

CRP : 0.63

ascites : WBC − 3340, poly 90%

Problem list

#1. abd pain

#2. ascites

#3. ascites lab 상 WBC − 3340, poly 90%

#4. jaundice

#5. elevated LFT

#6. HBV associated LC

#7. Chr. hepatitis B

Assessment & plan

#1. SBP

− CBC. ESR. CRP. ascites lab f/w

− IV anti

#2. HBV associocited LC

− supportive care

3. Chr. hepatitis B

− adefovir Mx 유지

Impression

입원 2일

S : 배 덜 아픔.

O : WBC 3340
poly 90%
alb 0.3
SAAG 1.6

A : SBP

P : IV anti 유지

입원 4일

S : 어지럽지 않음

O : BP 90/60
dizziness 등 Sx (−)
A & P : Dopamine D/C

입원 5일

O : f/w para
WBC 760
poly 72%
alb 0.4
SAAG 1.3

A : SBP improving state

P : IV anti 유지

입원 6일

O : azotemia 호전

A & P : furo start. B. wt check

입원 10일

O : f/w para
WBC 134
poly 10%
alb 0.3
SAAG 1.5

A : SBP 회복

P : 예방적 목적으로 anti start (change)

입원 11일

recommendation − IV anti 사용 후 abd pain 소실되고, f/w para에서 WBC, PMN 모 두 회복된 상태로 norfloxacin 예방적으로 사용하세요. ascites로 인한 Bwt 조절 후 discharge 가능

Case 45

폐암 LC: Lung cancer

환자번호 성별: M 나이: 56세 신장: 159cm 체중: 65.15kg 입원일 : ○/○/○

1. 용어 정리

Distension: 장기의 확대, 확장
Splenomegaly: 비장확대
Decrease BS in BLLF: both lower lung field 양쪽 폐의 하부영역에서 Breath Sounds; 호흡음의 감소
Atelectasis: 무기폐- 폐 전체 또는 일부분의 폐포 속에 공기가 없어지는 것
Supportive care: 대증요법
SBP: 수축기혈압
Dizziness: 현기증
Abd sono: abdominal sonography- 복부 초음파
Asutec: 간성 복수

2. 현재 환자의 약물 리스트

Ramibudine
Dopamine
Adefovir
IV anti

3. 폐암(LC)의 정의

흡연이 75-85%의 폐암(특히 small cell lung cancer) 발병 원인. 폐암은 크게 임상양상 및 발병기전에 따라 Small cell lung cancer (SCLC), Nonsmall cell lung cancer (NSCLC) 나뉘며 치료약물 regimen 도 다름

4. 폐암(LC)의 치료 약물들

1) **Treatment of SCLC**: Topotecan, Paclitaxel, Docetaxel, Ifosfamide, Cyclophosphamide, Teniposide, Doxorubicin, Vincristine, Methotrexate

2) **Treatment of NSCLC**: Cisplatin, (Carboplatin + Etoposide), Paclitaxel, Docetaxel, Vinorelbine, Gemcitabine

[저자약력]

임 성 실 Pharm.D., Ph.D.

현) 충북대학교 약학대학 교수

▶ 교육

B.S. College of Pharmacy, Butler University, Indiana, U.S.A.

Pharm.D. Clinical Pharmacy, College of Pharmacy, Butler University, Indiana, U.S.A.

Ph.D. Pharmacology, College of Pharmacy, Sungkyunkwan University, Korea.

▶ 경력

Clinical Pharmacist, The United Samaritans Medical Center, Illinois, U.S.A.

Clinical Pharmacist, The Kroger Co. U.S.A.

Clinical Pharmacist-Consultant, 삼성서울병원 약제부

Lecturer, 이화여자대학교 약학대학 및 보건약학대학원,

성균관대학교 약학대학 및 임상약학대학원, 한국병원약사회, 대한약사회

▶ 면허증 및 수상

Registered Pharmacist in U.S.A. (Indiana state)

Registered Pharmacist in Korea

성균관대학교, 산업과학대학원, 우수강사상 수상

성균관대학교, 약학대학, 우수강사상 수상

이 명 구 Ph.D.

현) 충북대학교 약학대학 교수

▶ 교육

B.S. Callege of Pharmacy, Chungbuk National University, Korea

M.S. Callege of Pharmacy, Chungbuk National University, Korea

Ph.D. Callege of Pharmacy, Kyushu University, Japan

▶ 경력

Post-Doc. Cornell University, U.S.A

Visiting Fellow The University of Iowa, U.S.A